SHIYONG ERBI YANHOU TOUJING WAIKEXUE
ZHENLIAO JISHU

实用耳鼻咽喉头颈外科学
诊疗技术

牟基伟 编著

U0363484

化学工业出版社
·北京·

本书是针对耳鼻咽喉头颈外科学进行研究讨论的专著，集专业性、规范性、实用性为一体。分六章对耳部、鼻部、咽部、喉部、气管食管和颈部等疾病的病因病机、临床表现、诊断与治疗进行了分析讨论。适合临床相关科室的医师参考，也可供临床医学院学生使用。

图书在版编目（CIP）数据

实用耳鼻咽喉头颈外科学诊疗技术/牟基伟编著. —北京：
化学工业出版社，2019.8
　ISBN 978-7-122-35112-8

　Ⅰ.①实…　Ⅱ.①牟…　Ⅲ.①耳鼻咽喉科学－外科学－诊疗
②头部－外科学－诊疗③颈－外科学－诊疗　Ⅳ.①R762②R65

中国版本图书馆CIP数据核字（2019）第187957号

责任编辑：李少华　　　　　　　　　　　　　　装帧设计：史利平
责任校对：张雨彤

出版发行：化学工业出版社（北京市东城区青年湖南街13号　邮政编码100011）
印　　　刷：三河市航远印刷有限公司
装　　　订：三河市宇新装订厂
710mm×1000mm　1/16　印张9　字数135千字　2020年1月北京第1版第1次印刷

购书咨询：010-64518888　　　　　　　　　　售后服务：010-64518899
网　　　址：http://www.cip.com.cn
凡购买本书，如有缺损质量问题，本社销售中心负责调换。

定　　价：48.00元　　　　　　　　　　　　版权所有　违者必究

前　言

现代科技的革新推动了医学科学的进步，尤其是电子技术的日新月异，使得耳鼻咽喉头颈外科学近年来飞跃发展，治疗、研究领域不断拓展，诊疗技术手段突飞猛进。因此，我们深感有推出一本与时俱进的治疗学的必要。

《实用耳鼻咽喉头颈外科学诊疗技术》一书共分 6 章，分别对耳部、鼻部、咽部、喉部、气管食管和颈部等疾病的病因病机、临床表现、诊断与治疗进行了介绍。这是一本具有较强的专业性、规范性、实用价值和可操作性的临床参考书。

医学是一门不断发展的学科，其观念、方法、药物不断推陈出新，虽然我们对本书中的内容进行了反复审阅，但鉴于作者时间和水平有限，其中的不足之处在所难免，敬请专家和读者批评指正。

作　者

2019 年 3 月

目　录

第一章 耳科学

第一节 耳的解剖

耳分外耳（external ear）、中耳（middle ear）和内耳（internal ear）3个部分。

一、外耳

（一）耳郭

耳郭（auricle）除耳垂由脂肪和结缔组织构成外，其余由弹性软骨组成，外覆软骨膜和皮肤。耳郭借韧带和肌肉附着于头颅和颞骨。

（二）外耳道

外耳道（external auditory meatus）在成人平均长度为2.5～3.5cm。分软骨部和骨部，软骨部居于外，占全长的1/3。软骨部的前下壁有2～3个裂隙，为外耳道和腮腺之间提供互相感染的途径及增加外耳活动度。

（三）外耳的血管、神经和淋巴

（1）耳郭血液：由颞浅、耳后、耳深动脉供给，并至鼓膜外层。

（2）外耳淋巴：汇入耳前、耳后、耳下、颞浅和颈深上淋巴结。

（3）外耳神经：感觉神经有耳大神经、枕小神经、耳颞神经及迷走神经耳支分布，当刺激外耳道时有咳嗽出现，即迷走神经耳支受刺激之故。

二、中耳

中耳包括鼓室、咽鼓管、鼓窦和乳突4个部分。

（一）鼓室

鼓室（tympanic cavity）为鼓膜和内耳外侧壁之间的空腔，向前借咽鼓管鼓口与鼻咽部相通，向后借鼓窦入口（aditus）与鼓窦（antrum）相通，内有听骨、肌肉、韧带和神经。

（1）鼓室有上、下、内、外、前、后六个壁。①上壁；②下壁；③内壁；④外壁；⑤前壁；⑥后壁。

（2）鼓室内有听骨、肌肉、韧带和神经。①听骨：听骨有三，即锤骨（malleus）、砧骨（incus）和镫骨（stapes），构成听骨链。②肌肉：即镫骨肌与鼓膜张肌。③韧带。④鼓室神经。

（二）咽鼓管

咽鼓管（pharyngotympanic tube）亦称耳咽管（auditory tube），是沟通鼻咽腔和鼓室的管道。是中耳通气引流之唯一通道，中耳感染的主要途径。

（三）鼓窦

鼓窦（tympanic antrum）是上鼓室后上方的一个小腔，实际为一较大气房，是鼓室和乳突气房间的通道。初生儿已发育完成，但婴儿和儿童的鼓窦位置较高而浅。

（四）乳突

乳突（mastoid process）位于鼓室的后下方，含有许多大小不等的气房，各气房彼此相通，与鼓室之间的鼓窦相通。

三、内耳

内耳又称迷路，位于颞骨岩部内，外骨骨壳名骨迷路，内有膜迷路，膜迷路内含内淋巴液。膜迷路与骨迷路间含外淋巴液。外淋巴液经耳蜗导水管与脑脊液相通，内淋巴液由耳蜗螺旋韧带血管纹表面细胞所分泌。

（一）骨迷路

骨迷路（bony labyrinth）由耳蜗、前庭和半规管所组成。

（二）膜迷路

膜迷路（membranous labyrinth）形状与骨迷路相同，直径为骨半规管的 1/4，借纤维束固定于骨迷路壁上，悬浮于外淋巴液中。骨耳蜗内有膜蜗管（membranous cochlear duct）；骨前庭内有椭圆囊和球囊；骨半规管内有膜半规管（membranous semicircular canals）。

（1）膜蜗管：为膜性螺旋管，蜗尖端为盲端，下端借连合管通入球囊，内含内淋巴液。

（2）椭圆囊（utricle）和球囊（saccule）：二囊均在骨前庭内，囊内各有一个囊斑，其构造相同，由支柱细胞和感觉毛细胞的神经上皮所组成，毛细胞的纤毛上一层含有石灰质的胶质体名耳石（otolith）。

（3）膜半规管：两个膜半规管的壶腹内各有壶腹嵴（crista ampullaris），由支柱细胞和感觉细胞的神经上皮组成，毛细胞的纤毛较长，为一胶质膜覆盖，名壶腹嵴顶，亦称终顶（cupulaterminalis）。

（三）内耳血管和神经

内耳的血液大部由基底动脉的内听动脉所供给，间有耳后动脉之茎乳动脉分支分布于半规管。

位听神经：在脑桥和延髓间离开后，偕同面神经进入内耳道，在内耳道内分为耳蜗和前庭两支。

第二节 耳的生理学

一、听觉生理

（一）声音的物理学基础与听觉的一般特性

声音是由一定的能量作用于可振动物体上而产生的并由介质传播的波。能产生听觉的振动波称声波。人耳能感觉到的声波频率在 20 ～ 20000Hz 范围之间，对 1000 ～ 3000Hz 的声波最为敏感。声强为单位时间内声波作用在与其传递方向垂直的单位面积上的能量，声强级以分贝（dB）为单位。响度是强度的主观反映，但和频率也有密切关系。频率的高低决定音调的高低，振幅的大小决定声音的强度。响度不仅取决于声音的强度，并与声音的频率有关。当策动力（外力）的频率等于物体的固有频率时，振动能量引起介质分子位移，后者所遇到的抵抗称声阻抗。

刚能引起听觉的最小声强称听阈，将各个不同频率的听阈连接成一曲线称听力图或听力曲线。

（二）声音传入内耳的途径

声音经两条途径传入内耳：一是通过鼓膜和听骨链；二是通过颅骨，前者称空气传导，后者称骨传导。生理状态下，以空气传导为主。

（1）空气传导：外耳集音，中耳传音，将空气中的声波传入内耳，内耳则具有感音功能。镫骨足板的振动，激动内耳淋巴液产生波动，引起蜗窗膜朝相反的方向振动。内耳淋巴液波动时即振动基底膜，导致其上之螺旋器的听毛细胞受到刺激而感音。

（2）骨传导：即声波直接经颅骨途径使外淋巴发生相应波动，并激动耳蜗的螺旋器产生听觉。在正常听觉功能中，由骨导传入耳蜗的声能甚微，故无实用意义；但因骨导听觉常用于耳聋的鉴别诊断，因而应予注意。

此外，声波尚可经次要的骨鼓径路传入内耳，即颅骨受声波作用而振动，将声波传至外耳道、鼓室及四周空气中，再经中耳传声机构传入内耳。

（三）外耳及中耳的生理

（1）外耳的生理：耳郭的主要功能是收集并传递声波到外耳道，外耳道不仅传递声音，而且对声波起到共振作用。外耳与头颅共同作用下，声音抵达两耳时存在的时间差别和强度差别，经中枢神经系统的分析处理，而具有声源定位的功能。

（2）中耳的生理：中耳的主要功能是声阻抗匹配作用，将空气中的声波振动能量高效率地传入内耳淋巴液中。

（四）耳蜗的生理

（1）感音功能。
（2）耳蜗的编码功能。

二、平衡生理

（一）半规管的生理功能

主要感受人体或头部旋转运动的刺激。当头部承受角加速度作用时，膜半规管内的内淋巴因惯性作用发生反旋转方向的流动，因而推动壶腹嵴帽顺着内淋巴流动的方向倾倒，直接牵引埋于嵴帽内的感觉纤毛弯曲，刺激感觉细胞，把这种物理刺激转变为化学刺激，经过突触传递给前庭中枢，引起综合反应，维持身体平衡。一侧的3个半规管所围成的面基本互相垂直，能对来自三度空间中的任何一个平面（水平、左右、前后）的角加速或角减速的旋转刺激产生效应。

（二）球囊及椭圆囊的生理功能

球囊斑和椭圆囊斑的主要功能是感受直线加速度，维持人体静态平衡。当头部进行直线加速度运动时，位觉砂因惯性而向反作用的方向移位，使毛细胞的纤毛弯曲而引起刺激，通过化学介质转换为神经动作电位，沿神经纤维传入到前庭各级中枢，引起相应的反应。球囊斑主要感受头在额状面上的静平衡和直线加速度，影响四肢内收肌和外展肌的张力。椭圆囊斑主要感受头在矢状面上的静平衡和直线加速度，影响四肢伸肌和屈肌的张力。

第三节　耳的检查

一、耳的一般检查

（1）耳郭及耳周检查，以望诊和触诊为主，注意有无耳郭畸形、囊肿，有无皮肤红肿、触痛、压痛等。

（2）外耳道及鼓膜检查　注意外耳道有无皮肤红肿、狭窄、耵聍和脓液。注意鼓膜有无充血、肿胀、穿孔、肉芽。

二、咽鼓管功能检查

咽鼓管的基本检查是经口咽部用间接鼻咽镜观察咽鼓、咽口和圆枕的结构和状态，也可经鼻腔通过鼻内镜检查。除了形态检查外，尚可用以下方法评估咽鼓管的功能：①吞咽试验法；②瓦尔萨尔法，又称捏鼻鼓气法；③波利策法；④导管吹张法；⑤鼓室滴药法；⑥咽鼓管造影术；⑦鼓室压力图测试；⑧咽鼓管声测法。

三、听力检查

（1）音叉试验：①林纳试验（Rinne test，RT）；②韦伯试验（Weber test）；③施瓦巴赫试验（Schwabach test），又称骨导比较试验；④盖莱试验（Gelle test）。

（2）纯音听力计检查：用于测试听觉范围内不同频率的听敏度，判断有无听觉障碍，估计听觉损害的程度，对耳聋的类型和病变部位做出初步判断。

（3）阈上听功能测试：有助于鉴别耳聋的性质是蜗性病变还是蜗后性病变。包括重振试验、短增量敏感指数试验、听觉疲劳和病理性适应试验等。

（4）音衰变试验：包括纯音听力计测试、镫骨肌声反射音衰变试验和Bekesy自描听力计测试，用于判别蜗性病变和蜗后病变。

（5）言语测听：主要测试项目有言语接受阈（speech reception threshold，SRT）和言语识别率（speech discrimination score，SDS）。

（6）耳声发射检测：听力正常人的瞬态诱发性耳声发射的出现率为90%～100%，纯音听阈＞30dB（HL）时，诱发性耳声发射消失。

（7）声导抗测试：①鼓室导抗图；②静态声顺值；③镫骨肌声反射。

（8）电反应测听。

四、前庭功能检查

（一）平衡功能检查

分为静平衡功能检查和动平衡功能检查两大类。

（1）一般性检查：①闭目直立检查法；②过指试验；③行走试验；④瘘管试验。

（2）姿势描记：可取得客观而精确的检查结果。①静态姿势描记；②动态姿势描记；③步态试验。

（二）眼震检查

前庭性眼震由交替出现的慢相和快相运动组成，慢相为眼球转向前庭兴奋性较低的一侧的缓慢运动，快相是朝向前庭兴奋性较高侧的快速回位运动，为中脑快相中枢的矫正性运动，通常将快相所指方向作为眼震方向。

（1）眼震一般检查。

（2）眼震电图描记。

五、耳部影像学检查

（1）耳部X线检查。常用X线投照位有：乳突侧斜位（35°），岩部轴位，岩部斜位和颞骨额枕位。

（2）颞骨CT扫描可清晰显示颞骨的细微骨性结构，还可显示其中的异常软组织影，对先天性耳畸形、颞骨骨折、各种中耳炎症、肿瘤等具有较高的助诊价值。

（3）颞骨磁共振（MRI）可显示内耳和内听道软组织结构，显示与颞骨病变有关的小脑脑桥角及颞叶、脑室等软组织解剖结构变化，如肿瘤、脓肿、出血等。

第四节 外耳疾病

一、外耳道炎

外耳道炎（otitis external）为细菌感染所致的外耳道的弥漫性非特异性炎症，又称弥漫性外耳道炎（diffuse external otitis）。其致病菌为金黄色葡萄球菌、链球菌、铜绿假单胞菌及变形杆菌等。分为急、慢性两种。

（一）临床表现

（1）急性型症状为：耳痛，灼热，可流少量分泌物。体征：①耳郭牵拉痛及耳屏压痛。外耳道皮肤弥漫性红肿，表皮糜烂；②早期可见浆液性分泌物，晚期则为脓性分泌物；③严重者可有耳周淋巴结肿大，压痛及全身症状。

（2）慢性型症状为：外耳道发痒及少量分泌物，听力可稍减退。体征：①外耳道皮肤增厚皲裂或见痂皮，痂皮下可见脓液或碎屑，甚至造成外耳道狭窄；②鼓膜增厚，标志不清。

坏死性外耳道炎较特殊，常引起外耳道骨髓炎和广泛的进行性坏死，可导致颞骨及颅骨骨髓炎，并发多发性神经麻痹，尤以面神经麻痹多见，常见于老年及糖尿病患者，可引起颅内并发症而死亡。

（二）治疗

抗生素控制感染，保持局部清洁，慢性者可用抗生素与糖皮质激素合用涂敷。同时积极治疗感染病灶如化脓性中耳炎，诊治全身性疾病如糖尿病等。对怀疑坏死性外耳道炎者应及早行细菌培养及药敏试验，及早使用敏感抗生素，并纠正全身不良状况。

二、外耳道疖

又称为局限性外耳道炎（furunculosis of external auditory meatus）。

为外耳道皮肤毛囊或皮脂腺的局限性化脓性炎症。病原菌主要是葡萄球菌，挖耳是常见诱因。

（一）临床表现

（1）症状：①早期耳痛剧烈，张口咀嚼困难，并可放射至同侧头部；②全身不适，体温可微升；③疖肿堵塞外耳道可有耳鸣耳闷，听力下降。

（2）体征：①早期外耳道软骨部皮肤局限性红肿，检查时有耳郭牵引痛及耳屏压痛；②脓肿成熟后，红肿处变软，其顶部有黄色脓点；③脓肿成熟破溃后外耳道内有脓血流出，此时耳痛减轻。脓液特点为量少、稠厚、无黏液，有时带血，与中耳炎不同。

（二）鉴别诊断

疖肿位于外耳道前下壁可致耳屏前下方肿胀，需与腮腺炎相鉴别。疖肿位于外耳道后壁可使耳后沟及乳突区红肿，易误诊为乳突炎，应注意与急性乳突炎鉴别。急性乳突炎多有急性或慢性化脓性中耳炎病史，发热较明显，无耳郭牵引痛，而有乳突部压痛，鼓膜穿孔或鼓膜明显充血，脓液较多，影像学检查示乳突气房混浊或有骨质破坏。

（三）治疗

应用抗生素控制感染。服用镇静止痛药。早期可局部理疗，早期未化脓者可用 1% ～ 3% 酚甘油滴耳，成熟后可直接切开排脓，需与外耳道纵轴平行，以免外耳道狭窄，脓栓脱出后局部可用纱条填塞，防止肉芽生长，促进疖腔闭合。

三、耵聍栓塞与外耳道胆脂瘤

（一）耵聍栓塞

耵聍系外耳道软骨段皮肤内耵聍腺的分泌物，常因分泌过剩或排出障碍而堆积成团，堵塞外耳道，成为耵聍栓塞（ceruminal impaction）。

耵聍栓塞者平素无症状，可因吸水膨胀而产生或加重症状，其症状主要为耳内堵塞感、耳鸣和耳聋，甚至眩晕。合并外耳道炎者可有耳痛症状，检查可见外耳道内有一黑色或棕色栓塞物，硬度不一。

治疗：栓塞的耵聍可用耵聍钩取出，难以取出者可以 3% ～ 5% 的碳酸氢钠或 1% ～ 2% 酚甘油等滴耳后冲洗。并发外耳道炎的耵聍栓塞应尽早取出，并抗炎处理。

（二）外耳道胆脂瘤

外耳道胆脂瘤（cholesteatoma of external auditory canal）是阻塞于外耳道骨段的含有胆固醇结晶的脱落上皮团块。发生病因不明，可能与外耳道皮肤受到各种病变的长期刺激（如耵聍栓塞、炎症、异物和真菌感染）而产生慢性充血，致局部皮肤生发层中的基底细胞生长活跃，角化上皮细胞脱落异常增多，若排出受阻堆积于外耳道内形成团块，久之其中心腐败、分解、变性，产生胆固醇结晶，主要症状为耳堵塞感及耳鸣耳聋，小而无感染者可无症状，合并外耳道炎者可有耳痛、头痛，外耳道有分泌物，具臭味，外耳道胆脂瘤呈灰白色或黄色团块，与外耳道壁紧密相贴，栓块较大长期压迫使外耳道皮肤甚至骨质破坏，骨性外耳道扩大，甚至侵及鼓室及乳突，并发胆脂瘤型中耳乳突炎，也可引起周围性面瘫。

不合并感染的外耳道胆脂瘤较易取出，方法同耵聍取出术，合并感染时应注意控制感染，但单纯的控制感染很难奏效，只有全部或部分清除胆脂瘤后，方能促使炎症吸收。对感染严重，取出困难者可在显微镜下取出，同时全身应用抗生素控制感染，术后随诊，清除残余或再生的胆脂瘤，2% 水杨酸可控制复发，对并发胆脂瘤型中耳炎者应按乳突根治术或改良根治术治疗。

四、耳郭化脓性软骨膜炎

耳郭化脓性软骨膜炎（suppurative perichond ritis of auricle）表现为耳郭损伤后在软骨与软骨膜间有脓液形成，常引起较严重的疼痛，并能造成耳郭软骨坏死及畸形，多因外伤、手术、冻伤、耳针感染及耳郭血肿继发感染所致。铜绿假单胞菌最多见，其次为金黄色葡萄球菌。

（一）临床表现

（1）症状：先有耳郭肿痛感，继而红、肿、热、痛加剧，范围增大，患者疼痛不安。

（2）体征：耳郭红肿，触痛明显，脓肿形成后有波动感，有的破溃出脓。

（二）治疗

早期可做理疗，促进局部炎症消退。尚未形成脓肿时，全身应用足量有效的抗生素控制感染。如已形成脓肿，应在全麻下沿耳轮内侧的舟状窝作半圆形切开，充分暴露脓腔，术后将皮肤贴回创面，放置引流，不予缝合，以免术后出血形成血肿或日后机化收缩。无菌敷料加压包扎，隔日或每日换药。

五、耳郭假囊肿

耳郭假囊肿（aural pseudocyst）指耳郭软骨夹层内的非化脓性浆液性囊肿。多发于一侧耳郭的外侧前面上半部，内有浆液性渗出，形成囊肿隆起。具体病因不明。可能与外伤及机械刺激有关，也有人认为是先天性发育不良即胚胎第 1、2 鳃弓的 6 个耳丘融合异常形成潜在的组织间隙。

（一）临床表现

囊性隆起多位于舟状窝、三角窝，偶可波及耳甲腔，但不侵及耳郭后面。隆起逐渐增大，大者可有胀感、波动感、灼热感，常无痛感。隆起多局限，范围清楚，皮肤色泽正常，透照时透光度良好，可与血肿区别，穿刺可抽出淡黄色清液，培养无细菌生长。

（二）治疗

早期可行理疗，以制止渗液与促进吸收，在严格无菌条件下将囊液抽出，加压包扎，抽液后囊腔可注入 15% 高渗盐水、50% 葡萄糖或 2% 碘酊，加压包扎，促进囊壁粘连、机化，经久不愈者可考虑手术切除囊肿前壁，搔刮囊肿内肉芽及增厚组织，做无菌包扎。

六、耳前瘘管

一种最常见的先天耳畸形，多为单侧，也可为双侧。耳前瘘管（congenital preauricular fistula）瘘口多位于耳轮脚前，另一端为盲端。可有分支，常深入耳郭软骨内，挤压时有少量白色黏稠性或干酪样分泌物自管口溢出，平时无症状，继发感染出现局部红肿疼痛或化脓，反复感染可形成囊肿或脓肿。

治疗：无感染者，可不处理。在急性感染时，全身应用抗生素控制感染。对已形成囊肿者，应先切开引流，待感染控制后再行手术切除，手术时应将瘘管及其分支彻底切除，必要时切除与瘘管相连的耳郭软骨。术毕加压包扎，防止形成无效腔。

七、鼓膜外伤

鼓膜外伤（tympanic membrance trauma）多因直接或间接的外力损伤所致。临床表现为鼓膜破裂后，突感耳痛，听力立即减退伴耳鸣，外耳道少量出血和耳内闷塞感。单纯的鼓膜破裂，听力损失较轻，压力伤除引起鼓膜破裂外，还由于镫骨剧烈运动而致内耳受损，出现眩晕、恶心及混合性聋。检查可见鼓膜多呈不规则形或裂隙状穿孔，外耳道可有血迹，穿孔边缘可见血迹，若出血量多或有水样液流出，示颞骨骨折或颅底所致脑脊液耳漏。

治疗：清除外耳道内的异物，保持外耳道清洁，避免感冒及用力擤鼻涕，如无感染征象则不必应用抗生素。禁止外耳道冲洗或滴药，大多数外伤性穿孔可于 3 ～ 4 周自愈。较大而不能自愈的穿孔可行鼓膜修补术。

第五节　分泌性中耳炎

一、分泌性中耳炎

分泌性中耳炎（secretory otitis media）是以鼓室积液、听力下降为主要特征的中耳非化脓性炎性疾病，中耳积液可为浆液性漏出液或渗出液，也可为黏液。

由于对本病的病因、发病机制、基本病变等方面认识上的差异，所以本病命名不一，有渗出性中耳炎、卡他性中耳炎、浆液性中耳炎、中耳积液、非化脓性中耳炎之称。中耳积液极为黏稠而呈胶冻状，称为胶耳。

（一）病因

（1）咽鼓管功能障碍。①机械性阻塞：如小儿腺样体肥大，肥厚性鼻炎，鼻咽部肿瘤或淋巴组织增生及长期鼻咽部填塞。②功能障碍：司咽鼓管开闭的肌肉收缩无力；咽鼓管软骨弹性较差，当鼓室内负压时，咽鼓管软骨段管壁容易发生塌陷。对小儿来说，因小儿咽鼓管短而宽，近于水平，故小儿分泌性中耳炎发病率较高。

（2）中耳局部炎症。约50%的中耳积液中细菌培养为阳性，其致病菌主要是流感嗜血杆菌和肺炎链球菌。细菌产生的内毒素在病变迁延为慢性的过程中可能起到一定的作用。

（3）变态反应。小儿免疫系统尚未发育完全，这可能是小儿分泌性中耳炎发病率较高的原因之一。

发病机制：咽鼓管功能不良→中耳腔负压→黏膜肿胀、血管通透性增强→漏出液。

（二）临床表现

（1）症状：①听力下降：听力下降，自听增强。头位前倾或偏向健侧时，因积液离开蜗窗，听力可暂时改善（变位性听力改善）。积液黏稠时，听力不因头位改变而改变。②耳痛：常为患者的第一症状，可为持续性，亦可为抽痛。慢性者耳痛不显。③耳内闷胀或闭塞感，按压耳屏后可暂时减轻。④耳鸣：多为低调间歇性。当头部运动或打呵欠时耳内可出现气过水声。⑤患耳周围皮肤有发"木"感，心理上有烦躁感。

（2）体征：①鼓膜松弛部或鼓膜内陷，表现为光锥缩短、变形或消失，锤骨柄向后上移位，锤骨短突明显外突，前后皱襞夹角变小。鼓室积液失去正常光泽，呈淡黄、橙红或琥珀色，慢性者可呈灰蓝或乳白色。②拔瓶塞声：分别压紧耳屏后速放，双耳分别试验，患者自觉患耳有类似拔瓶塞时的声音。③听力学检查：听力结果显示传导性聋，损失一般以低频损失为主。声阻抗对诊断具有重大意义，平坦性（B型）曲线为分泌性中耳炎的典型曲线。高负压（C型）示咽鼓管功能不良，部分有鼓室积液。④CT

扫描可见中耳系统气腔有不同程度密度增高。⑤分泌性中耳炎可发展为粘连性中耳炎或并发鼓室硬化症。

（三）鉴别诊断

（1）鼻咽部肿瘤。分泌性中耳炎可能是鼻咽癌的首发症状，特别是对于慢性分泌性中耳炎应注意排除鼻咽癌。

（2）传导性聋需与鼓室硬化、听骨链中断等鉴别。如鼓膜完整，听骨链中断者声阻抗呈超限型（Ad）或深 A 型，电测听示骨气导差大于40dB。化脓性及非化脓性中耳炎均可导致鼓室硬化，临床表现为渐进性听力下降，电测听示传导性聋，听阈可提高 35 ～ 65dB。鼓膜大多穿孔，残余鼓膜增厚、内陷，局部有大小不等的钙斑。鼓室内壁有时可见灰白色或粉红色高低不平的硬化灶。

（3）鼓室积液需与脑脊液耳漏及外淋巴漏鉴别。颞骨骨折或先天性缺损破裂并脑脊液漏而鼓膜完整者，脑脊液积聚于鼓室内，可产生类似分泌性中耳炎的临床表现。根据头部外伤史，鼓室液体的实验室检查结果及影像检查可鉴别。外淋巴瘘管好发于蜗窗及前庭窗，耳聋为感音神经性聋。影像学检查多可确诊，手术探查为最后诊断措施。

（4）蓝鼓膜者需与胆固醇肉芽肿、鼓室体瘤（或颈静脉体瘤）相鉴别。胆固醇肉芽肿亦称特发性血鼓室，病因不明，可为分泌性中耳炎晚期并发症。本病鼓室内有棕褐色液体积聚，鼓室及乳突腔内有暗红色或棕褐色肉芽，内有含铁血黄素与胆固醇结晶溶解后形成的裂隙，伴有异物巨细胞反应。鼓膜呈蓝色或蓝黑色。影像学检查见鼓室及乳突内有密度增高影，少数有骨质破坏。鼓室体瘤或颈静脉体瘤为血管性肿瘤，可突入鼓室。患者可有搏动性耳鸣，听力减退。瘤体巨大者有明显骨质破坏，影像学有助于诊断。

（四）治疗

清除中耳积液，改善中耳通气引流及病因治疗是本病的治疗原则。

（1）清除中耳积液，改善中耳通气引流。①鼓膜穿刺抽液。②鼓膜切开术：液体黏稠，鼓膜穿刺不能吸净；小儿不合作无法行鼓膜穿刺者。以鼓膜切开刀于前下放射状或弧形切开鼓膜，勿伤及鼓室内壁黏膜。③鼓室置管术：病情迁延不愈，反复发作者；中耳积液过于黏稠不易排出者；头部放疗后咽鼓管功能短期内难以恢复正常者，均考虑行鼓膜置管术。通气管留置时间一般为 6 ～ 8 周，最长可达半年。④保持鼻腔及咽管通畅。⑤咽鼓管吹张。

（2）积极治疗鼻咽或鼻腔疾病。

（3）抗生素。

（4）糖皮质激素类药物。

（5）稀化黏素类药物有利于纤毛的排泄功能，降低咽鼓管黏膜的表面张力和咽鼓管开放的压力。

（6）手术治疗：对怀疑中耳乳突腔有肉芽组织形成，特别是发现有听小骨破坏时，应根据病变部位，尽早行单纯乳突凿开术、上鼓室开放术或后鼓室切开术清理病灶。

二、大疱性鼓膜炎

大疱性鼓膜炎（bullous myringitis）是鼓膜及其相连续的外耳道皮肤的急性炎症。

一般认为是病毒感染所致，少数患者与肺炎支原体感染、药物或物理刺激及变态反应有关。好发生于年轻人，常发生于病毒性上呼吸道感染的流行期。

临床表现主要为耳深部剧烈疼痛，伴耳内闷胀，可有轻度听力减退，检查见鼓膜及临近的外耳道皮肤充血，于鼓膜后上方可见一个或多个红色或紫色血疱，血疱破裂可流出少许血性渗出液。

治疗为抗病毒，缓解耳痛，防止继发感染。

第六节　急性化脓性中耳炎

一、急性化脓性中耳炎

急性化脓性中耳炎（acute suppurative otitis media）即中耳黏膜的急性化脓性炎症，常继发于上呼吸道感染。本病病变主要位于鼓室，也可累及中耳其他部位。

（一）病因

主要致病菌为肺炎球菌、流感嗜血杆菌、溶血性链球菌、葡萄球菌等，较常见的感染途径如下。

（1）咽鼓管途径：急性上呼吸道感染，急性传染病，不恰当的捏鼻鼓气或不恰当的咽鼓管吹张或鼻腔治疗等；小儿咽鼓管管腔短，内径宽，鼓室口位置低，咽部细菌或分泌物易经此途径侵入鼓室。

（2）外耳道鼓膜途径。

（3）血行感染极少见。

（二）临床表现

（1）症状。①耳痛：穿孔前鼓膜疼痛剧烈，可向同侧头部或牙齿放射，穿孔流脓后耳痛减轻。②听力减退及耳鸣：病程初期常感明显耳闷，低调耳鸣和听力减退，后期鼓膜穿孔后耳聋可减轻。③流脓：初为血水脓样，后为脓性分泌物。④全身症状：轻重不一。可有畏寒、发热、倦怠和纳差。一旦鼓膜穿孔，体温很快恢复正常，全身症状明显减轻。

（2）体征。①耳镜检查：早期鼓膜松弛部充血，锤骨柄及紧张部周边可见放射状扩张的血管，继而鼓膜弥漫性充血肿胀，向外膨出，解剖标志不清，如炎症不能及时控制，即可鼓膜穿孔。穿孔开始甚小，不易看清，彻底清洁外耳道后见穿孔处有搏动亮点，实为脓液流出。②触诊乳突部可有轻微压痛，鼓窦区较明显。③听力检查多为传导性聋，累及耳蜗可出现混合性聋或神经性耳聋。④血象显示白细胞增高，鼓膜穿孔后血象逐渐正常。

（三）治疗

控制感染，通畅引流，去除病因为其治疗原则。

（1）全身治疗：及早应用足量抗生素控制感染，务求彻底治愈。

（2）局部治疗：①鼓膜穿孔前：可用 2% 酚甘油滴耳，消炎止痛。1% 麻黄碱和氯霉素眼药水与地塞米松滴鼻，可保持咽鼓管通畅，减轻局部炎症。对全身或局部症状较重者，鼓膜明显膨出，经一般治疗后无明显减轻，或穿孔太小，引流不畅，应在无菌条件下行鼓膜切开术，以利通畅引流。对怀疑并发乳突炎者，应行影像学检查，证实后立即行手术治疗。②鼓膜穿孔后：先用 3% 过氧化氢尽量彻底清洗外耳道并去除脓液，局部应用抗生素滴耳液（3% 氧氟沙星、复方利福平液等），禁止使用粉剂，以免影响引流，当脓液减少，炎症消退时，可用甘油或乙醇制剂滴耳（3% 硼酸乙醇，5% 氯霉素甘油）。当炎症完全控制，部分患者的鼓膜穿孔可自行愈合，对穿孔长期不愈者，排除中耳疾病后，可行鼓膜修补术。

二、急性乳突炎

急性乳突炎（acute mastoiditis）乳突气房黏膜及骨壁的急性化脓性炎症。常见于儿童，多由急性化脓性中耳炎发展而来，故亦称急性化脓性中耳乳突炎。

（一）病因及病理

急性化脓性中耳炎时，若致病菌毒力强，或治疗处理不当等，中耳炎症侵入乳突，鼓窦入口黏膜肿胀，乳突内脓液引流不畅，蓄积于气房，形成急性化脓性乳突炎。

（二）临床表现

（1）急性化脓性中耳炎鼓膜穿孔后耳痛不减轻，或一度减轻后又逐日加重，耳流脓增多，引流受阻时流脓突然减少及伴同侧颞区头痛等，应考虑有本病之可能。全身症状亦明显加重，如体温正常后又有发热，重者可达 40℃ 以上。儿童常伴消化道症状，如呕吐、腹泻等。

（2）乳突部皮肤轻度肿胀，耳后沟红肿压痛，耳郭耸向前外方，鼓窦外侧壁及乳突尖有明显压痛。

（3）骨性外耳道内段后上壁红肿、塌陷（塌陷征），鼓膜充血，松弛部膨出。一般鼓膜穿孔较小，穿孔处有脓液搏动，脓量较多。

（4）乳突 X 线片早期表现为乳突气房模糊，脓腔形成后房隔不清，融合为一透亮区。CT 扫描中耳炎乳突腔密度增高，均匀一致。

（5）白细胞增多，多型核白细胞增加。

（三）鉴别诊断

应注意和外耳道疖鉴别。后者无急性化脓性中耳炎病史，而有掏耳等外耳道外伤史，全身症状轻。外耳道疖位于外耳道后壁时，有明显的耳郭牵拉痛，随之有耳后沟肿胀，但乳突区无压痛。检查鼓膜正常，可见疖肿或疖肿溃破口。

（四）治疗

早期，全身及局部治疗同急性化脓性中耳炎。应及早应用足量抗生素类药物，改善局部引流，炎症可能得到控制而逐渐痊愈。若引流不畅，感染未能控制，或出现可疑并发症时应立即行乳突根治术。

三、儿童急性化脓性中耳炎

（一）病因

（1）小儿咽鼓管管腔短，内径宽，鼓室口位置低，鼻咽部分泌物及细菌等微生物易经此侵入中耳；若哺乳体位不当或乳汁流出过急，乳汁可通过咽鼓管进入中耳。

（2）咽部与鼻咽部淋巴组织丰富，处于不同程度的增生肥大状态。腺样体裂沟和扁桃体隐窝容易隐藏细菌和病毒，由此引起中耳感染机会多。

（3）中耳局部免疫功能发育不完善，防御能力差。

（4）机体抵抗力差，易感染麻疹、猩红热等传染病，并发中耳炎的机会多。

（二）临床表现

（1）全身症状较重，急性病容，倦怠，发热，体温达40℃以上，可发生惊厥。常伴消化道症状，如呕吐、腹泻等。2岁以内的小儿岩鳞缝尚未闭合，由于中耳黏膜与硬脑膜之间丰富的血管及淋巴，故中耳的急性化脓性中耳炎可影响临近的硬脑膜，出现脑膜刺激征，但脑脊液无典型化脓性改变。

（2）婴幼儿常表现为不明原因的搔耳、摇头及苦恼不安。

（3）婴幼儿鼓膜较厚，富有弹性，不易穿孔。

（4）新生儿乳突发育不全且外壁薄，急性化脓性中耳炎时，该处骨膜易水肿。

（三）治疗

（1）全身治疗：早期应用足量非耳毒性抗生素，直至感染完全控制，炎症彻底消退后仍应继续给药数日。同时对症治疗及支持治疗。

（2）鼓膜切开术：婴幼儿鼓膜不易穿孔，必要时可行鼓膜切开术，通畅引流。

第七节　慢性化脓性中耳炎

急性化脓性中耳炎病程超过6～8周，病变侵及中耳黏膜、骨膜或深达骨质，造成不可逆损伤，常合并存在慢性乳突炎称为慢性化脓性中耳炎

（chronic suppurative otitis media）。另外，上鼓室胆脂瘤起病就表现为慢性侵袭过程，提示病因不同。

临床特点为：反复耳流脓，鼓膜穿孔及听力下降，可引起颅内外并发症，甚至危及生命。

一、病因

急性化脓性中耳炎未及时治疗或用药不当，身体抵抗力差，或病毒毒性过强，都是急性化脓性中耳炎迁延为慢性的原因。鼻腔、鼻窦及咽部存在慢性病灶可能与本病的发生、发展有关。

二、临床表现

（1）单纯型：最多见。病变主要局限于中耳鼓室黏膜，一般无肉芽或息肉形成，又称咽鼓管鼓室型或黏膜型。

临床特点为：间歇性耳流脓，量多少不等。上呼吸道感染时，流脓增多，脓液呈黏液性或黏脓性，一般不臭，鼓膜穿孔位于紧张部，多呈中央性穿孔，大小不一，听力损失一般为轻度传导性耳聋。

（2）骨疡型：病变超过黏膜组织，多有不同程度的听小骨坏死，伴鼓环、鼓窦或鼓室区域骨质破坏，又称坏死型或肉芽型。多由急性坏死性中耳炎迁延而来。

临床特点：耳持续性流黏稠脓，常带臭味，如有肉芽或息肉出血，则脓内混有血丝或耳内出血。鼓膜边缘性穿孔，紧张部大穿孔或完全缺失。通过穿孔可见鼓室内有肉芽或息肉。带蒂的息肉可从穿孔脱出，可堵塞外耳道，妨碍引流，患者多有较重的传导性聋。影像学检查示上鼓室及鼓窦乳突腔内有软组织阴影，可伴部分骨质破坏。此型中耳炎可发生各种并发症。

（3）胆脂瘤型：胆脂瘤是由于鼓膜、外耳道的复层鳞状上皮经穿孔向中耳腔生长堆积成团块，其外层由纤维组织包绕，内含脱落坏死上皮、角化物和胆固醇结晶，故称为胆脂瘤，非真性肿瘤。胆脂瘤对周围骨质的直接压迫，或由于其基质下方的炎性肉芽组织产生的多种酶和前列腺素等物质的作用，致使周围骨质脱钙，骨壁破坏。近来研究表明，胆脂瘤能分泌肿瘤坏死因子 -α，对周围骨质破坏起一定作用，炎症可由骨质破坏处向周围扩散，导致一系列颅内外并发症。临床特点：长期耳流脓，量多少不等，有时带血丝，有特殊臭味；但后天原发性胆脂瘤可无耳流脓史。鼓膜松弛部穿孔或紧张部后上方有边缘性穿孔，有时从穿孔处可见鼓室内有灰白色鳞屑状或豆渣样物，有恶臭。少数患者可见外耳道后上骨质破坏，上鼓室外侧壁向外膨隆。听力检查一般有不同程度的传导性聋，晚期波及耳蜗，可引起混合性聋或神经性耳聋。

三、胆脂瘤形成学说

（1）袋状内陷学说：由于咽鼓管功能不良，中耳长期处于负压状态，中耳黏膜充血、肿胀、增厚。若中、上鼓室之间的狭窄通道被肿胀的黏膜堵塞，上鼓室、鼓窦、乳突腔和中鼓室、咽鼓管之间形成两个互不相通的空腔系统。若受上鼓室负压的影响，鼓膜松弛部逐渐陷入上鼓室内。内陷的鼓膜形成一囊袋，囊袋内壁鳞状上皮的表皮上层及角化物质在代谢过程中不断脱落，堆积于袋中，囊袋不断扩大，周围骨质遭到破坏，形成胆脂瘤。因为此种胆脂瘤在形成之前可不经过化脓性中耳炎阶段，故称为后天性原发性胆脂瘤。而由胚胎期外胚层遗留的胚胎细胞形成的胆脂瘤，称为先天性原发性胆脂瘤，它多发于颅骨内。

（2）上皮移入学说：外耳道及鼓膜的上皮沿松弛部或紧张部边缘性穿孔处的骨面向鼓室、鼓窦移行生长，其上皮及角化物质脱落于鼓室及鼓窦内而不能自洁，堆积成团，形成胆脂瘤，称为后天性继发性胆脂瘤。

四、三型慢性化脓性中耳炎的鉴别

三型慢性化脓性中耳炎鉴别诊断见表 1-1。

表 1-1　三型慢性化脓性中耳炎鉴别诊断

鉴别项	单纯型	骨疡型	胆脂瘤型
耳内流脓	多为间歇性	持续性	持续性；如穿孔被痂皮所堵则表现为间歇性，原发性者早期不流脓
分泌物性质	黏液脓，无臭	脓性或黏液脓性，间混血丝，或出血，臭	脓性或黏液脓性，可含"豆渣样物"，奇臭
听力	一般为轻度传导性听力损失	听力损失较重，为传导性，或为混合性	听力损失可轻可重，为传导性或混合性
鼓膜及鼓室	紧张部中央性穿孔	紧张部大穿孔或边缘性穿孔，鼓室内有肉芽或息肉	松弛部穿孔或紧张部后上边缘性穿孔，少数为大穿孔，鼓室内有灰白色鳞片状或无定形物质，亦可伴有肉芽

续表

鉴别项	单纯型	骨疡型	胆脂瘤型
颞骨 CT	正常	鼓室、鼓窦或乳突内有软组织影或骨质破坏	骨质破坏，边缘浓密，整齐
并发症	一般无	可有	常有

五、治疗

治疗原则：去除病因，控制感染，清除病灶，通畅引流以及恢复听功能。

（1）病因治疗：积极治疗上呼吸道病灶性疾病，如慢性扁桃体炎、慢性化脓性鼻窦炎等。

（2）局部治疗：包括药物与手术治疗。

① 单纯型：以药物治疗为主，穿孔不愈者可行鼓膜成形术或鼓室成形术。

通常用 3% 双氧水洗耳，再滴入抗生素药水。a. 抗生素水溶液或抗生素与类固醇激素类药物的混合液，适用于鼓室黏膜充血水肿，有脓或黏液脓时；b. 乙醇或甘油制剂，适用于黏膜炎症逐渐消退，脓液减少，中耳潮湿者。

注意事项：a. 氨基糖苷类用于中耳局部可引起内耳中毒；b. 不主张用粉剂，以免堵塞穿孔，妨碍引流；c. 避免有色药物，以免妨碍观察；d. 中耳腔禁用含酚及砷类腐蚀剂。

② 骨疡型：a. 通畅流者，以局部用药为主，注意定期复查；b. 中耳肉芽可用 10% ～ 20% 的硝酸银烧灼，肉芽较大，可用刮匙刮出，中耳息肉可用圈套器摘除；c. 引流不畅或怀疑有并发症者，需行乳突手术。

③ 胆脂瘤型：尽早行乳突根治术，清除病灶，预防并发症。

六、乳突根治手术的目的

（1）彻底清除鼓室及鼓窦、乳突腔内的胆脂瘤、肉芽、息肉以及有病变的骨质和黏膜等。

（2）重建听力：术中尽可能地保留与传音功能有关的中耳结构，如听小骨、残余鼓膜、咽鼓管黏膜乃至完整的外耳道及鼓沟等，并在此基础上一期或二期重建听力。

（3）力求干耳。

第八节　耳源性颅内、外并发症

一、概述

（一）病因

（1）中耳炎类型：慢性化脓性中耳炎中的胆脂瘤型最常引起颅内、外并发症，其次是骨疡型，急性中耳炎引起者较少见，慢性单纯型化脓性中耳炎一般不出现并发症。

（2）致病菌毒力：致病菌毒力强，对常用抗生素不敏感或已产生抗药性，是化脓性中耳炎发生各种并发症的原因之一。

（3）机体抵抗力差：年老体弱或儿童、严重的全身慢性疾病、营养不良等机体抵抗力较差者，中耳感染易扩散而出现并发症。

（4）脓液引流不畅：如鼓膜穿孔被胆脂瘤、肉芽、息肉或脓痂等堵塞，或鼓膜穿孔太小等，均可导致中耳脓液引流不畅，炎症易扩散。

（二）扩散途径

（1）循破坏或缺损的骨壁：最常见。当鼓室、鼓窦、乙状窦骨壁以及窦脑膜角骨壁破坏时，感染可向颅内迅速蔓延。乳突外壁或乳突尖内侧骨壁穿孔，脓液可顺此流入耳后骨膜下或颈深部，在局部形成脓肿。半规管或鼓岬遭破坏，细菌及其毒素可循此向内耳扩散，引起各种迷路炎。此外，外伤或手术意外形成的通道亦可成为感染的传播途径之一。

（2）经正常的解剖途径或尚未闭合的骨缝：感染物和毒素经前庭窗、蜗窗可侵犯内耳。化脓性迷路炎亦可循蜗水管、前庭水管、内耳道等正常解剖途径向颅内播散；流行性脑膜炎则可循相反方向侵犯迷路，并发化脓性迷路炎。小儿尚未闭合的骨缝亦为传播途径之一。

（3）血行途径：中耳黏膜内的小血管、乳突导血管及骨小管中的小静脉，可与脑膜乃至脑组织表面的血管沟通，中耳感染可由此经血流，或经血栓性静脉炎蔓延至颅内。

（三）分类

（1）颅内并发症：包括硬脑膜外脓肿、化脓性脑膜炎、乙状窦血栓性静脉炎、脑脓肿、硬脑膜下脓肿、脑炎等。

（2）颅外并发症：常见的有耳后骨膜下脓肿、颈部贝佐尔德（Bezold）脓肿、岩锥炎、迷路炎、周围性面瘫等。

（四）诊断

根据病史、临床表现，配合必要的特殊检查（如眼底检查、颅脑 CT 扫描或 MRI 等）进行综合分析和诊断。颅内并发症的发生有许多特征应加以注意。①慢性化脓性中耳乳突炎脓液奇臭，急性期脓液突然减少或突然增多，伴耳痛、持续性头痛及全身不适。②乳突区红肿压痛，颈部呈硬条索状，鼓膜松弛部穿孔，有胆脂瘤样物。中耳乳突手术后进行性头痛加剧，夜间为甚。③畏寒、发热、衰弱以及精神萎靡等。④脑膜刺激症状、颅内压增高表现、脑神经麻痹表现以及中枢局灶性定位体征。⑤眼底改变，腰穿及脑脊液改变。⑥颞骨 CT 扫描示多有骨质破坏，有时可见乙状窦骨板或鼓窦、乳突天盖等骨质破坏。⑦颅脑 CT 扫描可见大脑中线移位，脑室扩大。⑧血管造影术对血栓性静脉炎诊断意义较大。⑨MRI 增强扫描对血栓性静脉炎和脑脓肿诊断率很高，尤其对多房性脑脓肿确诊率可达 95%以上。

（五）治疗原则

（1）手术治疗：目的是通畅引流，清除病灶。如乳突探查术、乳突根治或改良乳突根治术，以及脑脓肿穿刺术、面神经减压术等。

（2）抗生素：应及时、足量，并参照细菌学检查结果，选用适当的抗菌药。颅内并发症宜采用 2 种以上抗生素联合用药。

（3）脓肿处理：穿刺、冲洗、引流或脓肿切除等。

（4）支持疗法：根据病情需要给予补液、输血或血浆，以及复合氨基酸、白蛋白等。

（5）对症疗法：颅内高压者用脱水疗法，如每次 20% 甘露醇 $1 \sim 2g/kg$ 快速静脉注射，或 50% 葡萄糖 $40 \sim 60ml$ 静脉注射。糖皮质激素如地塞米松 $10 \sim 20mg/d$，静脉滴注。

二、颅内并发症

（一）硬脑膜外脓肿

（1）感染途径：炎症经破坏、缺损的骨壁或随血栓性静脉炎侵入颅内，岩锥炎及化脓性迷路扩散亦可导致硬脑膜外脓肿。

（2）临床表现：小脓肿多无特殊的症状和体征。脓肿较大和发展较快时，可有局限性和持续性剧烈头痛，体温不超过 38℃。若脓肿范围广，可出现以病侧为著的全头痛，并出现相应的脑膜刺激征或局灶性神经定位体征。

（3）治疗：一经确诊，立即行乳突探查术，清除病变组织。

（二）耳源性脑膜炎

（1）临床表现：全身中毒症状；颅内压增高；脑膜刺激征；脑脊液改变。

（2）治疗：足量抗生素控制感染，急症行乳突切开术，清除病灶；支持治疗及维持水和电解质平衡；酌情应用糖皮质激素；小量多次输血。

（三）耳源性脑脓肿

1. 临床表现

脑脓肿的典型临床表现分为 4 期。

（1）初期（起病期）：历时数天，有轻度脑膜刺激征等早期局限性脑炎或脑膜炎的表现。脑脊液中细胞数及蛋白量轻度或中度增加，血象中性粒细胞增多，核左移。

（2）潜伏期（隐匿期）：历时 10 天至数周，症状不定，可有轻度不规则头痛、乏力、食欲缺乏、不规则低热、精神抑郁、嗜睡或兴奋等。

（3）显症期：历时长短不一，出现中毒症状、颅内压增高和局灶性症状。

（4）终末期：因脑疝或弥漫性脑膜炎、暴发性脑膜炎死亡。

2. 治疗

（1）早期应用足量、有效抗生素。

（2）手术治疗：①乳突探查术及脓肿穿刺术；②脓肿处理。

（3）支持疗法及水与电解质平衡。

（4）处理颅内压增高。

（5）处理脑疝。

（四）乙状窦血栓性静脉炎

常见的耳源性颅内并发症，右侧多见。

1. 临床表现

（1）全身症状：明显的脓毒血症，寒战、高热、剧烈头痛、全身不适。

（2）局部症状及体征：病侧耳痛与剧烈头痛、枕后及颈部疼痛。感染波及乳突导血管、颈内静脉及其周边淋巴结时，乳突后方轻度水肿，同侧颈部可触及条索状物，压痛明显。

（3）实验室检查：白细胞明显增多，多形核白细胞增加；红细胞及血红蛋白减少。脑脊液常规检查多正常。

（4）Tobey-Ayer 试验：腰椎穿刺，测脑脊液压力，先压迫健侧颈内静脉，此时脑脊液压力迅速上升，可超出原压力 1～2 倍，然后压迫患侧颈内静脉，若乙状窦内有闭塞性血栓，则脑脊液压力不升或仅升高 0.1～0.2kPa，此现象称为 Tobey-Ayer 试验阳性，阴性者不能排除本病。

（5）眼底检查：可出现患侧视神经乳头水肿，视网膜静脉扩张。压迫颈内静脉观察眼底静脉，若无变化，表明颈内静脉有闭塞性血栓，此法称 Growe 试验。

2. 治疗

以手术治疗为主，辅以足量抗生素及支持疗法。

三、颅外并发症

（一）耳后骨膜下脓肿

（1）临床表现：①中耳炎表现；②全身症状：高热、全身不适等；③耳后脓肿形成表现；④诊断性穿刺抽出脓液。

（2）治疗：手术治疗，同时应用适当的抗生素。

（二）颈部贝佐尔德脓肿

乳突尖部气房发育良好时，乳突尖内侧骨壁一般较薄，若乳突蓄脓，可穿破该处骨壁，脓肿循此溃破口流入胸锁乳突肌深面，在颈侧形成脓肿，称贝佐尔德脓肿（Bezold's abscess）。

（1）临床表现：①中耳炎表现；②同侧颈部疼痛，活动受限；③颈部相当于乳突尖至下颌角水平处肿胀，压痛明显。

（2）治疗：①乳突探查术；②及早经胸锁乳突肌前缘切口，行脓肿切开引流术。

（三）迷路炎

1. 局限性迷路炎

亦称迷路瘘管，多因胆脂瘤或慢性骨炎破坏迷路骨壁，以致局部产生瘘管，使中耳与迷路骨内膜或外淋巴隙相通，多位于外半规管。

（1）临床表现：①阵发性或继发性眩晕，偶伴恶心呕吐；②听力减退；③瘘管试验阳性；④前庭功能正常或亢进。

（2）治疗：①药物治疗，对症处理；②足量抗生素控制下行乳突手术。

2. 浆液性迷路炎

可继发于局限性迷路炎，或为中耳炎的细菌性或病毒性毒素经前庭窗或蜗窗入内耳引起非化脓性炎症。

（1）临床表现：①眩晕、眼震、恶心、呕吐；②耳鸣及听力下降；③可有耳深部疼痛。

（2）治疗：①并发于慢性化脓性中耳乳突炎者，在足量抗生素控制下行乳突手术；急性化脓性中耳炎引起者，以全身抗感染为主，必要时行单纯乳突切开术；②对症治疗。

3. 化脓性迷路炎

（1）临床表现：①严重的、持续性眩晕伴阵发性剧烈恶心、呕吐，急性期过后，眩晕逐渐减轻，但功能不恢复；②听力迅速下降并丧失，常伴有持续性高频耳鸣；③体温一般不高；④瘘管试验阴性。

（2）治疗：①大量抗生素控制下及早行乳突手术；②补液，注意水和电解质平衡。

第九节　耳硬化

耳硬化又称耳硬化症，是骨迷路因局灶性吸收并被富含血管和细胞的海绵状新骨所替代，继而血管减少、骨质沉着，形成骨质硬化病灶而产生的疾病，一般认为，耳硬化病灶的好发部位为前庭窗前区和圆窗边缘。

一、病因及病理

病因尚无定论，与遗传、种族、代谢紊乱及内分泌障碍等因素有关。

病理组织学改变可累及骨迷路骨壁的骨外膜层、内生软骨层和骨内膜层，病理过程主要有 3 个特征：①骨质局灶性吸收与破坏；②海绵样骨组织形成；③骨质沉着与骨质硬化。耳硬化的病理过程并非依一定顺序发展，上述 3 个主要特征可在一个病灶内同时或反复交替出现。

二、临床表现

（1）听力减退：多为无任何诱因的双耳进行性听力减退，但常不同时发生。

（2）耳鸣：可为间歇性或持续性，常见低音调耳鸣，多数与耳聋同时出现。

（3）威利斯听觉倒错：不少患者在喧闹环境中反较在安静环境下的听觉为好，临床将此现象称为威利斯听觉倒错或威利斯误听。

（4）眩晕：少数患者在头部活动后出现轻度短暂眩晕，可能与半规管受累或迷路水肿有关。

三、诊断

（一）临床检查

外耳道多较宽大，鼓膜正常，活动良好，有时可在鼓膜后上象限透见鼓岬骨膜显著充血变红的区域，此现象称为 Schwartze 征，为临床耳硬化特征之一。

（二）听力学检查

（1）音叉试验：Rinne 试验 256Hz 阴性、512Hz 阳性提示早期听力损伤，256Hz、512Hz 均为阴性则表明听力损害加重；Weber 试验偏向病侧或耳聋较重侧；Schwabach 试验时，骨导延长；盖莱（Gelle）试验阴性可能提示镫骨底板硬化固定，对本病诊断有较大意义。

（2）纯音测听：骨导听力曲线可在 1000Hz 或 2000Hz 区呈"V"形下降，称卡哈切迹（Carhart's notch），提示镫骨底板固定，亦为耳硬化特征之一。早期为传导性聋，中期为混合性聋，晚期为混合性聋或感音神经性聋。

（3）声导抗测试：鼓室曲线 As 型正常，振幅降低或呈双相曲线，镫骨肌反射阈值提高或消失。

（4）耳声发射检查：DPOAE 幅值降低或引不出反射。

（5）听性脑干反应测听：Ⅰ波、Ⅴ波潜伏期延长或阈值提高。

（三）影像学检查

颞骨 X 线片无中耳乳突病变，CT 扫描及 MRI 可观察到前庭窗、圆窗、骨迷路和内听道壁的硬化灶。

对病史、家族史、主要症状、临床体征与听力学检查结果进行综合分析，典型患者可确诊。

（四）镫骨撼动术

镫骨提高术、镫骨全切除术、镫骨部分切除术、CO_2 激光镫骨部分切除术、人工镫骨术。

第十节　梅尼埃病

梅尼埃病是以膜迷路积水为基本病理改变，以发作性眩晕、耳聋、耳鸣和耳闷胀感为临床特征的特发性内耳疾病。首次发病年龄以 30 ～ 50 岁居多。单耳患病者约占85%，累及双侧者常在 3 年内先后患病。

一、病因及病理

病因尚无定论，有下列几种学说：①耳蜗微循环障碍；②内淋巴液生成、吸收平衡失调；③免疫反应与自身免疫异常；④膜迷路破裂；⑤其他学说：有学者认为自主神经功能紊乱、内分泌功能障碍、病毒感染、遗传等因素可能与梅尼埃病的发生发展有关。

梅尼埃病的主要内耳病理变化：①膜迷路积水的早期阶段，蜗管与球囊膨大，前庭膜被推向前庭阶；②膜迷路积水加重可使椭圆囊及半规管壶腹膨胀；③螺旋器听毛细胞和支持细胞、神经纤维和神经节细胞退行性变，血管纹萎缩；④内淋巴囊上皮皱褶变浅或消失，上皮细胞退变，囊壁纤维化。

二、临床表现

（1）眩晕：多为无先兆突发旋转性眩晕，少数患者发作前可有轻微耳胀满感、耳痒、耳鸣等，持续数十分钟至数小时，长者可达数日甚至数周。眩晕常同时伴恶心、呕吐、出冷汗、面色苍白及血压下降等自主神经反射症状，不伴头痛，无意识障碍。转头或睁眼可使眩晕加重。发作间歇期从数日到数十年不等。

（2）耳鸣：间歇性或持续性，多与眩晕同时出现，但眩晕发作前后可有变化。发作过后，耳鸣逐渐减轻或消失，多次发作可使耳鸣转为永久性，并于眩晕发作时加重。

（3）耳聋：初次眩晕发作即可伴有单侧或双侧耳聋，发作间歇期听力常能部分或完全自然恢复，随发作次数增多，听力损失逐渐加重，并可转化为不可逆的永久性感音神经性聋。

（4）其他症状：发作时患者耳闷胀感或压迫感较多见，或有头胀满感或有头重脚轻感。有的患者可有复听，即双耳将同一纯音听为音调与音色完全不同的两个声音。

三、诊断

耳镜检查鼓膜多无异常发现。发作期可见自发性水平型或水平旋转型眼球震颤，快相向患侧或健侧。发作过后，眼震逐渐消失，发作期难以对患者进行全面检查，间歇期可进行以下检查。

（1）听力评价：初次发作过后纯音测听听阈曲线可能基本正常或有轻度感音神经性聋，以低频听力损失为主，多次发作过后，听力曲线为轻度至重度感音神经性聋，低频、高频听力均可累及，但罕见全聋。早期听力波动明显，可有复响。声阻抗测听鼓室曲线正常，镫骨肌反射阈与纯音听阈差缩小。耳声发射检查 DPOAE 幅值降低或引不出反射。听性脑干反应测听 I 波、V 波潜伏期延长或阈值提高。耳蜗电图 SP-AP 复合波增宽，SP/AP 异常增加。

（2）前庭功能检查：眼震电图检查初次发作间歇期各种自发及诱发试验结果可能正常，多次发作者可能提示前庭功能减退或丧失，或有向健侧的优势偏向。增减外耳道气压可能诱发眩晕与眼球震颤，称安纳贝尔征（Hennebert's sign）。

第十一节　耳聋及其防治

耳聋是听觉传导通路器质性或功能性病变导致不同程度听力损害的总称，程度较轻的耳聋有时也称重听，显著影响正常社交能力的听力减退为聋。

根据耳聋的发生部位与性质，可将耳聋分为传导性聋、感音神经性聋和混合性聋。感音神经性聋按病变部位还可分为中枢性聋、神经性聋和感音性聋。

耳聋分级：以500Hz、1000Hz、2000Hz的平均听阈为准，将耳聋分为5级。

（1）轻度聋：听力损失26～40dB。

（2）中度聋：听力损失41～55dB。

（3）中重度聋：听力损失56～70dB。

（4）重度聋：听力损失71～90dB。

（5）极重度聋：听力损失>90dB。

一、传导性聋

（一）定义

经空气径路传导的声波，受到外耳道、中耳病变的阻碍，到达内耳的声能减弱，致使不同的听力减退者称为传导性聋。

（二）病因

（1）炎症：急、慢性化脓性中耳炎、分泌性中耳炎及粘连性中耳炎、急性乳突炎等。

（2）外伤：颞骨外伤累及中耳、鼓膜外伤、听骨链中断等。

（3）异物或其他机械物阻塞：外耳道异物、耵聍栓塞、肿瘤、胆脂瘤等。

（4）畸形：先天性外耳道闭锁、听骨链畸形、鼓膜缺失、蜗窗发育不全等。

（三）治疗

以手术治疗为主，可行鼓膜修补术或鼓室成形术。

二、感音神经性聋

（一）定义

内耳听毛细胞、血管纹、螺旋神经节、听神经或听觉中枢的器质性病变均可阻碍声音的感受与分析或影响声音信息的传递，由此引起的听力减退或听力丧失称为感音神经性聋。

（二）病因

（1）遗传性聋：系继发于基因或染色体异常等遗传缺陷的听力减退而导致的听力障碍。

（2）非遗传性先天性聋：指由妊娠期母体因素或分娩因素引起的听力障碍。

（3）非遗传性获得性感音神经性聋。①药物性聋：是因抗生素、水杨酸盐、利尿类、抗肿瘤类等药物应用过程中或应用以后发生的感音神经性聋。②突发性聋：突然发生的原因不明的感音神经性聋，可能与病毒感染、迷路水肿、血管病变和迷路窗膜破裂有关。③噪声性聋：急性或慢性强声刺激损伤听觉器官而引起的听力障碍。④老年性聋：为伴随年龄老化而发生的听觉系统退行性变导致的耳聋，多因螺旋神经节细胞萎缩或耳蜗基底膜特性改变而致。⑤创伤性聋：指头颅外伤、耳气压伤或急慢性声损伤导致内耳损伤而引起的听力障碍。⑥病毒或细菌感染性聋：各种病毒或细菌感染性疾病如流行性脑脊髓膜炎、流行性腮腺炎、流行性感冒、耳带状疱疹、斑疹伤寒等，若累及听觉系统，损伤耳蜗、前庭、听神经，或引起病毒性或细菌性迷路炎，均可导致单侧或双侧非波动性感音神经性聋。⑦全身疾病相关性聋：某些全身系统性疾病如高血压、动脉硬化、糖尿病、紫癜性肾炎、肾功能衰竭、系统性红斑狼疮、甲状腺功能低下等均可造成内耳损伤，导致感音神经性聋。⑧某些元素代谢障碍与感音神经性聋：碘、铁、锌、镁等必需元素代谢障碍与感音神经性聋、耳鸣有关。⑨自身免疫性内耳病与感音神经性聋：自身免疫性内耳病为局限性自身免疫损害。⑩其他：耳蜗神经和（或）脑干听觉径路病变、耳蜗耳硬化症等亦可引起感音神经性聋。

（三）治疗

目前尚无特效药物或手术疗法能使感音神经性聋患者完全恢复听力，治疗原则是早期发现、早期诊断、早期治疗，适时进行听觉言语训练，适当应用人工听觉。

第二章　鼻科学

第一节　鼻的应用解剖学和生理学

鼻（nose）由外鼻、鼻腔、鼻窦三部分构成。

一、外鼻

外鼻（external nose）由骨、软骨构成支架，外覆软组织和皮肤，略似锥形。有鼻根（nasal root）、鼻尖（nasal apex）、鼻梁（nasal bridge）、鼻翼（nasal alae）、鼻前孔（anterior nares）、鼻小柱（nasal columella）、鼻唇沟（nasolabial fold）等几部分。

（1）外鼻的骨性支架由额骨鼻部、鼻骨、上颌骨额突组成。外鼻软骨主要由鼻外侧软骨（lateral nasal cartilage）和大翼软骨（alar cartilage）等组成。

鼻骨下缘、上颌骨额突内缘及上颌骨腭突的游离缘共同构成梨状孔（pyriform aperture）。

（2）皮肤：鼻尖、鼻翼及鼻前庭皮肤较厚，并与其下的脂肪纤维组织及软骨膜连接紧密，炎症时皮肤稍有肿胀即压迫神经末梢，痛感明显。鼻尖及鼻翼处皮肤含较多汗腺和皮脂腺，易发生痤疮、酒渣鼻和疖肿。

（3）静脉回流：外鼻的静脉经内眦静脉及面静脉汇入颈内静脉，内眦静脉与眼下静脉相通，最后汇入颅内海绵窦。面静脉无瓣膜，血液可上下流通，根据面部静脉走行，面部危险三角区为鼻根部、两唇角这三点连线构成的区域，当鼻或上唇患疖疮处理不当或随意挤压，则有可能引起海绵窦血性静脉炎等严重的颅内并发症。

（4）神经：运动神经为面神经，感觉神经主要是三叉神经第一支（眼神经）和第二支（上颌神经）的一些分支，即筛前神经、滑车上神经、滑车下神经和眶下神经。

（5）淋巴回流：外鼻的淋巴主要汇入下颌淋巴结和腮腺淋巴结。

二、鼻腔

鼻腔（nasal cavity）左右各异，其冠状切面呈三角形，矢状切面上内侧壁及外侧壁均呈四边形。一般所指鼻腔是固有鼻腔，后者经鼻内孔［鼻翼内侧弧形的隆起，也称鼻阈（limen nasi）］与鼻前庭（nasal vestibule）交通。

鼻前庭位于鼻腔最前部，系皮肤覆盖部分，长有鼻毛，富于皮脂腺和汗腺，易发生疖肿，由于缺乏皮下组织，皮肤直接与软骨紧密结合，故发生疖肿时疼痛较剧烈。

（一）固有鼻腔

简称鼻腔，前界为鼻内孔，后止于后鼻孔，有内、外和顶、底四壁。

（1）顶壁：呈穹隆状，前段倾斜上升，由鼻骨和额骨鼻突构成；后段倾斜向下，即蝶窦前壁；中段水平，即为分隔颅前窝与鼻腔的筛骨水平板，属颅前窝底的一部分，板上多孔，故又名筛板（cribriform plate），鼻腔嗅区黏膜的嗅丝通过筛板抵达颅内。

（2）底壁：即硬腭鼻腔面，与口腔相隔，前3/4由上颌骨腭突（palatine process of maxilla）构成，后1/4由腭骨水平（horizantal process of palate bone）部构成。

（3）内侧壁：即鼻中隔（nasal septum），由鼻中隔软骨（septal cartilage）、筛骨正中板（又称筛骨垂直板，perpendicular plate of ethmoid bone）及犁骨（vomer）组成。鼻中隔最前下部的黏膜内动脉血管汇集成丛，称利特尔区（Litter area），是鼻出血的好发部位，又称"易出血区"。

（4）外侧壁：分别由上颌骨、泪骨、下鼻甲骨、筛骨迷路（内壁）、腭骨垂直板及蝶骨翼突构成。有突出于鼻腔的三个骨质鼻甲（conchae turbinate），从上至下依次为上、中、下鼻甲，各鼻甲下方的空隙称为鼻道（meatus），即上、中、下鼻道。以中鼻甲游离缘水平为界，其上方鼻甲与鼻中隔之间的腔隙称为嗅裂或嗅沟（olfactory sulcus），在该水平以下，鼻甲和鼻中隔之间的空隙称为总鼻道（common meatus）。①下鼻甲（inferior turbinate）：下鼻甲骨为一独立呈水平状卷曲的骨片，附着于上颌骨内壁和腭骨垂直板。前端距前鼻孔约2cm，后端距咽鼓管咽口仅1～1.5cm，为鼻甲中最大者，约与鼻底同长，当下鼻甲肿大时易致鼻塞或影响咽鼓管的通气引流。②下鼻道（inferior meatus）：顶呈穹隆状，在其顶端有鼻泪管（nasolacrimal duct）开口。下鼻道外侧壁前段近下鼻甲附着处骨质较薄，是上颌窦穿刺冲洗的最佳进针位置。③中鼻甲（middle turbinate）：为筛窦内侧壁的标志，是手术的重要标志。中鼻甲前端附着于筛窦顶壁和筛骨水平板交接处的前颅底骨，鼻内镜手术操作一般在中鼻甲外侧进行，以免损伤筛板出现医源性的脑脊液漏。中鼻甲后端附着在鼻腔的外侧壁，称中鼻甲基板。将筛窦分为前后两组。在鼻腔外侧骨壁的后方，相当于中鼻甲后端的后上方近蝶窦底处，有一骨孔，称蝶腭孔，有蝶腭神经及同名血管通过。以中鼻甲前部下方游离缘水平为界，其上方鼻甲与鼻中隔之间的间隙为嗅沟或嗅裂；在水平以下，鼻甲与鼻中隔之间的不规则的腔隙称为总鼻道。④中鼻道（middle meatus）外侧壁上有两个隆起，后上方的隆起，名为筛泡，属筛窦结构（ethmoid bulla），前下方有一弧形嵴状隆起名钩突（uncinate process），筛泡与钩突之间有一半月形裂隙，称半月裂孔（semilunar hiatus），半月裂孔向前下和外上逐渐扩大的漏斗状空间，称筛漏斗（ethmoid infundibulum）。额窦多开口于半月裂孔的前上部，其后为前组筛窦开口，最后为上颌窦开口。⑤上鼻甲（superior turbinate）：属筛骨的一个结构，位于鼻腔外壁的后上部，前鼻镜检查不易窥见。上鼻甲后上方为蝶筛隐窝（sphenoethmodidal recess），蝶窦开口于此。⑥上鼻道（superior meatus）：内有后组筛窦开口。前鼻孔由鼻翼的游离缘、鼻小柱和上唇围绕而成。⑦骨性后鼻孔由蝶骨体、蝶骨翼突内侧板、腭骨水平部后缘和犁骨后缘围绕而成。

（二）鼻腔黏膜

（1）嗅区黏膜：分布于上鼻甲和部分中鼻甲的内侧面和相对应的鼻中隔部分，为假复层无纤毛柱状上皮，其固有层内含有嗅腺，其分泌物能溶解有气味物质颗粒，产生嗅觉，嗅细胞为双极神经细胞，其中央轴突汇集多数嗅细胞嗅丝，穿过筛板达嗅球，周围轴突突出上皮表面，成为细长的嗅毛。

（2）呼吸区黏膜：除嗅区外，鼻腔其余各处均有呼吸区黏膜覆盖，为复层或假复层柱状纤毛上皮，其纤毛的运动由前向后朝向鼻咽部。黏膜下层含有丰富的浆液腺、黏液腺和杯状细胞，能产生大量分泌物，使黏膜表面覆有一层随纤毛运动不断向后移动的黏液毯（mucous blanket），黏膜内有丰富的静脉丛，构成海绵状组织，具有灵活的舒缩性，能迅速改变其充血状态，调节空气温度与湿度。下鼻甲黏膜最厚，对于鼻腔生理功能的维持具有重要作用，故手术时不宜过多去除。

（三）鼻腔的血管

（1）动脉：主要来自颈内动脉的眼动脉（ophthalmic artery）及颈外动脉的上颌内动脉（internal maxillary artery）。鼻中隔前下部的黏膜内上唇动脉、腭大动脉、鼻腭动脉、筛前动脉、筛后动脉在鼻中隔前下部的黏膜下交叉吻合，构成丰富的动脉丛，即利特尔动脉丛，此区是临床上鼻出血的好发部位，称为利特尔区（Little area）。

（2）静脉：鼻中隔前下部静脉成丛，称克氏静脉丛（Kiessel-bach plexus）。下鼻道外侧壁后部近鼻咽处静脉丛称鼻-鼻咽静脉丛（Woodruff naso-nasopharyngeal venous plexus）。

（四）鼻腔的淋巴

鼻腔前 1/3 的淋巴管与外鼻淋巴管相连，汇入耳前淋巴结、腮腺淋巴结及颌下淋巴结。鼻腔后 2/3 的淋巴汇入咽后淋巴结及颈深淋巴结上群。

（五）鼻腔的神经

包括嗅神经、感觉神经和自主神经。

三、鼻窦

鼻窦（nasal sinuses）为鼻腔周围颅骨含气空腔，按其所在的颅骨命名为额窦、蝶窦、上颌窦和筛窦，按其解剖部位及窦口所在部位分为前、后两组，前组鼻窦包括额窦、上颌窦和前组筛窦，其窦口均在中鼻道，后组鼻窦包括后组筛窦和蝶窦，前者窦口在上鼻道，后者窦口在蝶筛隐窝。

（一）上颌窦

上颌窦（maxillary sinus）在上颌骨体内，为鼻窦中最大者，平均容积为 13ml，有五个壁：前壁中央最薄并略凹陷称尖牙窝，在尖牙窝上方眶下缘下方有眶下孔，有眶下神经及血管通过；后外壁与翼腭窝和颞下窝毗邻；内侧壁即鼻腔外侧壁下部；顶壁，即眼眶底壁，毗邻眶内容物；底壁为牙槽突，常低于鼻腔底部，与第二双尖牙及第一、二磨牙关系密切。

（二）筛窦

筛窦（ethmoid sinus）位于鼻腔外上方和眼眶内壁之间的筛骨内，呈蜂房状小气房，筛窦气房视其发育程度不同而异，从 4～17 个到 18～30 个不等，故有"筛迷路（ethmoid labyrinth）"之称。筛窦以中鼻甲基板为界，位于其前下方者为前组筛窦，其后上方者为后组筛窦，实际上前后组筛窦很难截然分开。

筛窦外侧壁即眼眶内侧壁，由泪骨和纸样板（lamina papyracea）构成；内侧壁即鼻腔外侧壁上部，附有上鼻甲和中鼻甲；顶壁即额骨眶板的内侧部分，为前颅窝底的一部分，其内侧与筛板相连接，外侧即眶顶壁；下壁即中鼻道外侧壁；前壁由额骨筛切迹、鼻骨嵴和上颌骨额突构成；后壁即蝶筛板，与蝶窦毗邻。后组筛窦以中鼻甲基板为其前界，与视神经管、颈内动脉、蝶窦等毗邻。有时，视神经管在最后筛房的外侧壁形成凸向窦内的隆起，称之为视神经结节（tuberculum of opticnerve），具有该结节的最后筛房称之为 Onodi 气房（蝶筛气房，Onodi cells）。

（三）额窦

额窦（frontal sinus）位于额骨的内板和外板之间，左右各一，额窦开口位于其窦底，经鼻额管（naso-frontal duct）引流至额隐窝。钩突向上附着的方式决定额隐窝的引流，而额隐窝决定额窦的引流方向。额窦的前壁为额骨外板，较坚厚，内含骨髓；后壁为额骨内板，较薄，为颅前窝壁的一部分；底壁为眶顶及前组筛窦之顶，甚薄，急性额窦炎时此处有明显压痛；内壁为额窦中隔，多偏向一侧。

（四）蝶窦

蝶窦（sphenoid sinus）位于蝶骨体内，一般 3 岁才出现，成年发育完成，形状大小不一。由蝶窦中隔分为左右两侧，两侧常不对称。外侧壁与颅中窝、海绵窦、颈内动脉和视神经管毗邻；顶壁上方为颅中窝底，呈鞍形，称之为蝶鞍；前壁参与构成鼻腔顶的后段和筛窦的后壁（蝶筛板），蝶窦开口位于前壁的上方；后壁骨质较厚，毗邻枕骨斜坡；下壁即后鼻孔上缘与鼻咽顶。

四、鼻的生理功能

（1）呼吸功能：鼻腔为呼吸的通道，正常的鼻呼吸依赖鼻腔适当的阻力，其产生于鼻前庭后方的鼻阈，即鼻内孔。当吸入之空气流抵达鼻阈时，因阻力作用使之分成两条气流：①层流，即气流向上方呈弧形流向后鼻孔然后散开，此气流为鼻腔气流之大部分，亦是肺部进行气体交换的主要部分；②紊流，即气流在鼻阈后方形成不规则漩涡，是吸入气流的小部分。正常情况下两侧下鼻甲充血状态呈交替性变化，间隔 2 ～ 7h，称为生理性鼻甲周期（physiological turbinal cycle）。

（2）嗅觉功能。

（3）共鸣：鼻腔是重要的共鸣器官，使声音洪亮而清晰。

（4）保护功能：鼻腔有对吸入的空气清洁过滤、加温、保湿的功能。

五、鼻窦的生理功能

鼻窦对声音共鸣、减轻头颅重量和维持头部平衡起一定的作用。

第二节　鼻及鼻窦的检查

一、外鼻及鼻腔的检查

（1）外鼻及鼻腔的检查包括病史询问，外鼻检查和鼻腔检查。

（2）外鼻检查有观察外鼻的形态、颜色、活动等，有时需触诊。

（3）鼻腔检查分鼻前庭检查法和后鼻孔检查法：鼻前庭检查法又有徒手检查法和前鼻镜检查法之分。

二、鼻窦检查法

前鼻镜及后鼻镜检查法的检查目的：①观察鼻道中分泌物的颜色、性质、量、引流方向等；②注意各鼻道内有无息肉和新生物，鼻甲黏膜有无肿胀或息肉样变。

另外还有体位引流、上颌窦穿刺法和影像学检查。

三、鼻腔及鼻窦内镜检查

（一）鼻腔内镜检查

（1）注意观察下鼻甲前端、下鼻甲全表面、下鼻道和鼻中隔。

（2）观察中鼻甲、中鼻道、鼻咽侧壁及咽鼓管口、咽隐窝、蝶筛隐窝。

（3）观察鼻咽顶、嗅裂、上鼻甲、上鼻道。

（4）观察后鼻孔。

（二）鼻窦内镜检查

（1）上颌窦内镜检查：经下鼻道前端行上颌窦钻孔，也可选尖牙窝进路。

（2）蝶窦内镜检查：以中鼻甲后端为标志，在鼻中隔和上鼻甲之间寻找蝶筛隐窝。

（3）额窦内镜检查：鼻外眉弓进路和鼻内筛窦进路。

（4）软管内镜检查。

四、鼻功能检查

（1）呼吸功能检查法有鼻测压计、声反射鼻测量计。

（2）嗅觉检查法：简易法和嗅阈检查法。

五、鼻腔及鼻窦影像学检查

（一）X线普通检查

根据检查目的受检者须采取不同体位摄取平片。

1. 鼻骨

鼻骨侧位片可观察到鼻骨骨折线的水平位置，轴位可判断骨折是哪侧。

2. 鼻窦

鼻颏位（nose-chin position），又称华特位（Water position），主要用于检查上颌窦，也可显示筛窦、额窦、鼻腔和眼眶。鼻额位（occipital-frontal position），又称柯德威尔位（Caldwell position），主要用于检查额窦和筛窦，也可显示上颌窦、鼻腔和眼眶。因有多结构重影，故从平片上可大体了解窦腔形态、有无黏膜增厚、占位性病变、窦壁完整与否。对诊断鼻窦炎症、窦内新生物、外伤以及受累的邻近器官（眼眶、颅内）病变可提供一定信息。

（二）X线计算机断层摄影

X线计算机断层摄影（computed tomography, CT）可清楚显示鼻、鼻窦的骨、软组织、含气窦腔和临近部位（眼眶、颅底、翼腭窝及鼻咽部）

等处解剖影像及病变范围，为便于更清楚地观察骨结构和软组织，CT 图像应通过调整窗宽（window width）和窗位 (window level) 分别摄取骨窗和软组织窗影像。骨窗窗宽为 +1500 ～ 4000Hu，窗位是 +150 ～ 400Hu。如要区分不同软组织，或鉴别是否为肿瘤，宜用 +300 ～ 400Hu 的窗宽和 +40 ～ 50Hu 的窗位。常用的扫描位置有冠状位、横切位和矢状位。冠状位扫描可很清楚地显示鼻道解剖变异和与鼻窦的交通情况，可显示筛顶与脑、眼眶与鼻窦的交界影像，对判定鼻窦炎症程度和制订手术方案有重要指导意义。横切位扫描多用于评估外伤程度、骨质破坏情况和肿物扩展范围等。矢状位少用，可用于观察额窦、蝶窦形态及与颅底的关系。

（三）磁共振成像

磁共振成像 (magnetic resonance imaging, MRI) 不受骨影干扰，对软组织辨认能力高于 CT，能准确判定鼻、鼻窦肿瘤的位置、大小及浸润程度，并能详细观察肿瘤与周围软组织、淋巴结的解剖关系，由于血管内流动的血液使磁共振信号丢失所产生的"流空效应"，使得磁共振能准确反映出肿瘤与血管的关系。

第三节　鼻的症状学

一、鼻阻塞

（1）特点：鼻阻塞（nasalobstruction）可表现为间歇性、交替性、阵发性、进行性和持续性，可为单侧，也可为双侧。有时，患者对鼻通气的主观感觉与实际的鼻阻力之间存在着差异。

（2）病因：婴幼儿及儿童期见于先天性鼻部畸形如先天性后鼻孔闭锁、腺样体肥大和鼻腔异物。成人鼻阻塞的常见原因为鼻炎、鼻窦炎、变应性鼻炎、肿瘤、鼻中隔偏曲等，以及全身因素所致的鼻阻塞也不少见。

二、鼻音

鼻腔、鼻咽腔以及鼻窦等均为发音的共鸣腔，参与发音的共鸣作用。病理性鼻音可分为开放性鼻音和闭塞性鼻音。

三、鼻漏

鼻漏（rhinorrhea）是鼻部疾病常见症状之一，由于原因不同，分泌物的性质也各异，可分为水样鼻漏、黏液样鼻漏、黏脓性鼻漏、脓性鼻漏、血性鼻漏、脑脊液鼻漏。

四、嗅觉障碍

嗅觉是具有气味的微粒（嗅素）随吸入气流进入鼻腔，接触嗅区黏膜，溶于嗅腺的分泌物中，刺激嗅细胞产生神经冲动，经嗅神经、嗅球、嗅束传至皮质中枢所产生的感觉功能。

嗅觉障碍（dysosmia）按原因分为呼吸性嗅觉减退，失嗅、感觉性嗅觉减退和失嗅、嗅觉神经官能症 3 种类型。

五、鼻源性头痛

（1）概念：鼻源性头痛（rhinogenic headache）系指鼻腔、鼻窦病变引起的头痛。

（2）特点：①一般都有鼻部病变，如鼻塞、脓涕等，多在窦内脓性分泌物排除后缓解；②鼻急性炎症时加重；③多为深部头痛；④鼻黏膜收缩或使用表面麻醉剂后，头痛可以减轻；⑤头痛有一定的部位和时间。

（3）局部刺激与反射性疼痛的位置关系见表 2-1。

表 2-1　鼻源性头痛局部刺激与反射性疼痛的位置关系

刺激部位	反射性疼痛部位	局部疼痛程度
鼻中隔上部	颞部	中等度
鼻中隔中部	眼内眦、外眦	中等度
下鼻甲的前部	上列牙	尖锐灼样痛
下鼻甲的中部、后部	眼下、颞部	尖锐灼样痛
中鼻甲	颞部、耳部、颞部	尖锐灼样痛
上鼻甲	眼内眦、前额、鼻侧	尖锐灼样痛
上颌窦自然开口	鼻咽后部、颞部、颧部、上磨牙	强烈尖锐灼样痛
鼻额管	眼内眦、眼下、颧部、上磨牙、颞部	强烈灼样痛
蝶窦	头顶部	中等度

六、鼻出血

病因：①局部病因有外伤、炎症、肿瘤、鼻中隔疾病和鼻腔异物；②全身病因有急性发热性传染病、心血管疾病、营养障碍或维生素缺乏、肝肾等慢性疾病和风湿热等，另外，中毒、遗传性出血性毛细血管扩张症、内分泌不调也可引起鼻出血。

第四节　鼻的先天性疾病

一、鼻部脑膜脑膨出

（1）病因：胚胎时期脑组织经尚未融合的骨缝疝至颅外，或正常分娩过程中胎儿颅内压增高所致。

（2）分类：按膨出内容物分为脑膜膨出（meningocele）、脑膜脑膨出（encephalomeningocele）和脑室脑膨出（hydroencephalocele）3 种。

（3）临床表现：①鼻外形，新生儿外鼻上方近中线或稍偏一侧有一圆形"肿块"，表面光滑，随年龄增长而增大，啼哭或压迫颈内静脉时，该"肿块"变大，但若骨缺损较小时，则此种表现不典型；②鼻内型，新生儿鼻不通气，哺乳困难，鼻部或鼻咽部可见表面光滑的"肿块"，其根蒂位于鼻顶部。

（4）诊断：鼻颏位 X 线片，可见颅前窝底骨质缺损或筛骨鸡冠消失，有条件可做 CT 或 MRI 等检查，以明确脑膜脑膨出的大小、位置及内容物等。

（5）治疗。本病只有手术治疗，以 2～3 岁为宜。

神经外科多采用颅内法手术；耳鼻喉科多采用颅外法，可于膨出物蒂部结扎，切断，尽量还纳残余部分于颅内，然后依次使用自体软骨或骨、颞筋膜或阔筋膜、肌肉、吸收性明胶海绵等重建鼻顶或其他骨质缺损处，最后用碘仿纱条填塞，7～10天后取出，术中和术后须适当降低颅内压，预防感染。

（6）手术禁忌：大脑畸形无正常发育之可能；膨出部位破溃感染，特大脑膜脑膨出，脑畸形，脑积水。

二、先天性后鼻孔闭锁

（1）病因：胚胎期鼻颊膜遗留或颊咽膜遗留，后鼻孔被上皮栓块所堵塞；后鼻孔周围组织增生形成闭锁等。

（2）诊断：凡新生儿呼吸困难，不能正常哺乳者均考虑此病。

（3）治疗：①急救新生儿后鼻孔闭锁需迅速建立经口呼吸，先保证呼吸通畅，再择期手术；②手术分为经鼻腔、经腭、经鼻中隔和经上颌窦4种。

第五节　鼻外伤

一、鼻骨骨折

（1）概念：外鼻突出于面部中央，外伤后易发生鼻骨折。

（2）临床表现：局部疼痛、肿胀、鼻出血、鼻及鼻骨周围畸形。因外伤所致鼻中隔偏曲、脱位等将导致鼻塞等症。

（3）诊断：X线片或CT有助于诊断鼻骨骨折的位置等。

（4）治疗：①一般处理，如止血、止痛、清创、缝合及预防感染等。②鼻骨骨折无错位者无须复位。鼻骨错位性骨折出现鼻部外观畸形或功能障碍时，需要在鼻腔表面麻醉下行鼻骨骨折复位术，复位应尽早进行，外伤后的 2～3h 处理，此时组织尚未肿胀，一般不宜超过14天，以免发生畸形愈合，复位器械远端伸入鼻腔的深度不应超过两侧内眦连线，以免损伤筛板，复位后鼻腔内需加填塞物，目的是支撑鼻腔和止血，填塞时间不宜超过48～72天。③鼻中隔软骨出现偏曲、脱位等情况时，应开放复位。④伴鼻中隔血肿时，需早期切开引流，以免发生软骨坏死。

二、鼻窦骨折

（一）额窦骨折

（1）概念：额窦骨折（fracture of frontal sinus）较为复杂，常与鼻额筛眶复合骨折同时存在，按骨折部位分为前壁骨折、后壁骨折和鼻额管骨折3种。每一种骨折又可分为线型骨折、凹陷型骨折、粉碎型骨折3种。

（2）临床表现：额窦骨折多合并颅脑外伤，临床上分脑部症状和额窦局部症状两大类。局部症状包括鼻出血、额部肿胀或凹陷、眶上缘后移、眼球下移等。

（3）诊断：鼻额位及侧位 X 线平片有助于确定骨折的部位，也可以做 CT 检查。

（4）治疗：鉴于额窦骨折多合并颅脑外伤，故常需急症处理。对额窦前壁、后壁线型骨折，只需收敛鼻黏膜，保持鼻额管通畅，同时做清创缝合；对前壁凹陷型或粉碎型骨折，需沿眶上缘做切口，将凹陷的骨片复位。对后壁凹陷型或粉碎型骨折由于情况紧急，常需去除额窦后壁。

（二）筛窦骨折

（1）概念：筛窦结构复杂，其中筛骨水平板及筛顶均为颅前窝底的一部分，因其骨质薄，又与硬脑膜等连接紧密，故筛窦骨折（fracture of ethmoidal sinus）易伴发脑脊液漏；后组筛窦与视神经管毗邻故外伤可能损伤视神经；如果筛窦损伤到其中的动脉，则鼻出血或眶后血肿不可避免。

（2）临床表现：鼻根部扁平宽大、内眦间距在 40mm 以上、Marcus-Gunn 瞳孔、视力严重减退、脑脊液鼻漏、鼻额角变锐等。

（3）诊断：外伤后患侧视力严重下降，Marcus-Gunn 瞳孔，应考虑视神经管骨折。轴位 CT 有助于明确视神经管骨折的部位和眶内病变。Rhese 位 X 线平片若发现视神经孔周围模糊即怀疑骨折。

（4）Marcus-Gunn 治疗：外伤后出现视力严重减退，经糖皮质激素治疗 12h 以上，视力无改善者，应尽早实施视神经管减压术。可考虑鼻内经筛窦、蝶窦探查视神经管减压术。较新的方法是借助鼻内镜按照 Messerklinger 术式或 Wigand 术式，于蝶窦外侧壁寻找视神经管突起，完成视神管减压术。

鼻出血的处理可选择鼻腔填塞，或筛前动脉结扎。

三、击出性骨折

（1）概念：击出性骨折（blow-out fracture）为眼部被钝器击伤时，眼球突然向后移位，眶内压力剧增，致使眶底薄弱处发生骨折，骨折片、眶内软组织、眼肌等随之疝入上颌窦。

（2）临床表现：①局部症状为眼睑肿胀、皮下出血、皮下及眶内气肿等；②复视；③眼球内陷；④眶下神经分布区麻木。

（3）诊断：X 线平片可见眶底下移，骨折处"天窗"影及上颌窦窦腔混浊等，经检查可定位骨折。

（4）治疗：单纯击出性骨折，无复视及眼球内陷者，可采取保守治疗。合并眼部症状者应尽早手术。还纳内容物于正常位置、复位骨折片或重建眶底。手术复位时间以伤后 7～10 天为宜。手术方法有下睑下切口径路和上颌窦根治术径路。

四、击入性骨折

（1）概念：击入性骨折（blow-in fracture）系暴力击中眶外侧壁或颧部，使额颧缝发生骨折，延续到眶下壁。冲击力使上颌骨转动，导致部分眶底向上旋转进入眶内。

（2）临床表现：眼睑及颧部肿胀，局部压痛，眶周皮下出血，外眦向外下方移位，眼球突出，但视力、眼球运动、瞳孔反射均正常。

（3）诊断：外伤史、临床表现、眶下壁阶梯样感、上颌窦诊断性穿刺（可见血性物）及 X 线平片所见（上颌窦窦腔模糊、额颧缝增宽、眶下壁呈帐篷样突起等）均有助于诊断。

（4）治疗：全麻下作眉外侧切口和下睑缘切口，分离肌层后，插入剥离器到颧弓的下方，用力将下陷的上颌骨向前外额颧缝方向挑起，达到满意位置，则眶下缘阶梯样感消失，最后固定。皮肤伤口清创后用钢丝分两层缝合。

五、脑脊液鼻漏

（一）概念

脑脊液经颅前窝底、颅中窝底或其他部位的先天性或外伤性骨质缺损、破裂处或变薄处，流入鼻腔称之为脑脊液鼻漏。

（二）诊断

（1）外伤时鼻腔间断或持续性流出血样液体，痕迹的中心呈红色而周边清澈，或鼻孔流出的无色液体干燥后不呈结痂状。在低头、用力压迫双侧颈静脉时可诱发流出量增多。鼻漏出液的葡萄糖定量分析其值在 1.7mmol/L 以上。

（2）临床表现。瘘孔定位：鼻孔流出的液体随头位的变动而改变，则提示从鼻窦特别是从蝶窦而来；伴单侧嗅觉丧失，提示瘘孔在筛板处；单侧视力障碍，提示瘘孔在鞍结节、蝶窦或后组筛窦；眶上神经分布区感觉消失，提示瘘孔在额窦后壁；三叉神经上颌分布区感觉消失，提示瘘孔在颅中窝。经前鼻孔插入鼻内镜，按鼻腔顶前、后部、蝶筛隐窝、中鼻道和咽鼓管咽口五个部位仔细观察。检查每个部位时可压迫双侧颈静脉使颅内压增高，以察看脑脊液从何处流入鼻腔。

（三）治疗

（1）外伤性的脑脊液鼻漏大多可采用降低颅内压和预防感染等保守疗法治愈。

（2）脑脊液鼻漏长期不愈，将导致细菌性脑膜炎发作。故对保守治疗无效者应行手术治疗。

① 手术适应证：a. 脑脊液鼻漏伴有气脑、脑组织脱出、颅内异物；b. 由于肿瘤引起的脑脊液鼻漏；c. 合并反复发作的脑膜炎。

② 手术方法：手术方法分颅内法与颅外法。颅外法又可分为鼻内法和鼻外法。a. 鼻内法修补瘘孔：适用于蝶筛顶的瘘孔的修补。如鼻中隔黏膜瓣法、游离阔筋膜修补法、鼻内镜脑脊液鼻漏修补法。b. 鼻外法修补瘘孔：其优点是手术视野大。如额窦脑脊液修补法、筛窦脑脊液鼻漏修补法、蝶窦脑脊液鼻漏修补法。

第六节　外鼻炎症性疾病

一、鼻前庭炎

鼻前庭炎（vestibulitis of nose）是鼻前庭皮肤的弥漫性炎症，分急性、慢性 2 种。

（1）临床表现

① 急性期：鼻孔内微痛，局部皮肤红肿、触痛，重者皮肤溃烂，表面盖有薄痂皮，严重时可扩展至上唇皮肤。

② 慢性期：鼻前庭皮肤发痒、干燥、有异物感，伴灼热触痛，局部皮肤增厚，鼻毛因脱落而稀少。

（2）治疗：首先治疗原发疾病；其次，避免有害物刺激，摒弃挖鼻等不良习惯。急性期可用温热生理盐水或硼酸液热湿敷，配合外用抗生素软膏。

慢性期宜用 3% 过氧化氢溶液清除痂皮和脓液；渗出较多者，用 5% 氧化锌软膏涂擦；皮肤糜烂和皲裂处涂以 10% 硝酸银，再涂抗生素软膏。

二、鼻疖

鼻疖（furuncle of nose）是鼻前庭或鼻尖部的毛囊、皮质腺或汗腺的局限性急性化脓性炎症，金黄色葡萄球菌为主要的致病菌。

（1）临床表现：局部红、肿、热、痛，呈局限性隆起。有时伴低热或全身不适，颌下或颏下的淋巴结肿大，有压痛。约在 1 周内，疖肿成熟后自行破溃排出脓栓而愈。

但如果临床处理不当，炎症将向周围扩散，可引起上唇和面颊部蜂窝织炎，表现为同侧上唇、面颊和上眼睑红、肿、热、痛。

（2）并发症：①鼻翼或鼻尖部软骨膜炎；②颊部及上唇蜂窝织炎；③眼蜂窝织炎；④海绵窦栓塞。

（3）治疗：①疖未成熟者，可用 1% 白降汞软膏、10% 鱼石脂软膏或抗生素软膏涂抹，并配合理疗。同时全身使用抗生素。②疖已成熟者，可待其穿破或在无菌操作下用尖刀挑破脓头后用小镊子钳出脓栓，也可用小吸引器头吸出脓液。③疖溃破后，局部清洁消毒，促进引流；破口涂以抗生素软膏。④合并海绵窦感染者，必须给予足量的抗生素。

三、酒渣鼻

酒渣鼻（rosacea）为中老年人外鼻常见的慢性皮肤损伤，以鼻尖及鼻翼处皮肤红斑和毛细血管扩张为其特征。

（1）临床表现

第一期也称红斑期，外鼻皮肤潮红，皮脂腺开口扩大，分泌物增加，使皮肤呈油状。

第二期也称丘疹脓疱期，外鼻皮肤潮红持续不退，皮肤毛细血管渐显扩张，常并发丘疹和脓疱，皮肤呈橘皮样。

第三期也称鼻赘期，皮肤毛细血管扩张显著，皮脂腺结缔组织增生，终使外鼻皮肤成分叶状肥大，外观似肿瘤，称鼻赘（rhinophyma）。

（2）治疗：①寻找并去除可能的诱因和病因；②局部治疗，主要控制充血、消炎、去脂、杀灭螨虫。

第七节　鼻腔炎症性疾病

一、急性鼻炎

急性鼻炎（acute rhinitis）是由病毒感染引起的鼻腔黏膜急性炎症性疾病，俗称"伤风""感冒"，四季均可发病，但以冬季较多。

（一）病因

病毒感染。常见流感和副流感病毒、腺病毒、冠状病毒、柯萨奇病毒及黏液和副黏液病毒等。

（二）病理

早期血管痉挛、黏膜充血、腺体分泌减少、鼻腔黏膜灼热感。进而血管扩张，黏膜充血、水肿，腺体及杯状细胞分泌增加，黏膜下单核细胞和吞噬细胞浸润。继发细菌感染者，黏膜下中性粒细胞浸润，纤毛及上皮细胞坏死脱落。恢复期，上皮及纤毛细胞新生，纤毛功能与形态逐渐恢复正常。

（三）临床表现

潜伏期1～3天，初期表现为鼻内干燥，灼热感或痒感和喷嚏，继而出现鼻塞、水样鼻涕，嗅觉减退和闭塞性鼻音。继发感染后鼻涕变为黏液性、黏脓性或脓性。全身症状因个体而异，轻重不一，病程7～10天。

鼻腔检查可见鼻黏膜充血、肿胀，下鼻甲充血、肿大，总鼻道或鼻底有较多分泌物，初期为水样，以后逐渐变为黏液性、黏脓性或脓性。

（四）并发症

（1）急性鼻窦炎：炎症经鼻窦开口向鼻窦蔓延，引起急性化脓性鼻窦炎，其中以上颌窦炎及筛窦炎多见。

（2）急性中耳炎：感染经咽鼓管向中耳扩散所致。

（3）急性咽炎、喉炎、气管及支气管炎：小儿、老人及抵抗力低下者，还可并发肺炎。

（4）鼻前庭炎。

（5）眼部并发症如结膜炎、泪囊炎等。

（五）治疗

（1）全身治疗：①发汗：生姜、红糖、葱白煎汤热服，或口服解热镇痛药等。②中成药：抗病毒口服液、维 C 银翘片。③全身应用抗生素：合并细菌感染或可疑并发症时用。可采取口服、肌内注射或静脉注射等途径给药。④其他：多饮水，清淡饮食，通畅大便，注意休息。

（2）局部治疗：①鼻内用减充血剂：首选盐酸羟甲唑啉喷雾剂，还可用 1%（小儿用 0.5%）麻黄碱滴鼻液滴鼻。②穴位针刺：如迎香穴、鼻通穴。

二、慢性鼻炎

慢性鼻炎（chronic rhinitis）是鼻腔黏膜和黏膜下层的慢性炎症性疾病。临床表现以鼻腔黏膜肿胀，分泌物增多，无明确致病微生物感染，病程持续数月以上或反复发作为特征。

（一）病因

（1）局部因素：①急性鼻炎反复发作或未彻底治疗；②鼻腔及鼻窦慢性疾病如鼻中隔偏曲阻碍鼻腔通气引流，增加了黏膜反复感染的机会，且不易彻底治愈；③邻近感染性病灶，如慢性扁桃体炎、腺样体肥大等；④鼻腔用药不当或过久。

（2）职业及环境因素：长期反复吸入粉尘或有害化学气体，生活环境中温度和湿度的急剧变化均可导致本病。

（3）全身因素：①全身性慢性疾病，如贫血、糖尿病等；②营养不良，维生素 A、维生素 C 缺乏；③内分泌疾病或失调：甲状腺功能减退可引起鼻黏膜水肿等。

（4）其他因素：烟酒嗜好、长期过度劳累、免疫功能障碍、变应性鼻炎等。

（二）病理

（1）鼻黏膜深层动脉和静脉，特别是下鼻甲的海绵状血窦呈慢性扩张和通透性增加，血管和腺体周围有以淋巴组织细胞和浆细胞为主的炎性细胞浸润。黏液腺功能活跃，分泌增加。

（2）早期表现为黏膜固有层动、静脉扩张，静脉和淋巴管周围淋巴细胞和浆细胞浸润，静脉和淋巴管回流障碍，静脉通透性增加，黏膜固有层水肿。晚期发展为黏膜、黏膜下层，甚至骨膜和骨的局限性或弥漫性纤维组织增生、肥厚。下鼻甲最明显，其前后端和下缘可呈结节状、桑葚状或分支状肥厚，或发生息肉样变。中鼻甲前端和鼻中隔黏膜也可发生增生、肥厚或息肉样变。

（三）临床类型

慢性单纯性鼻炎和慢性肥厚性鼻炎的鉴别见表 2-2。

表 2-2　慢性单纯性鼻炎和慢性肥厚性鼻炎的鉴别

鉴别项	慢性单纯性鼻炎	慢性肥厚性鼻炎
鼻塞	间歇性、交替性	持续性
鼻涕	略多、黏液性	多黏液或黏液脓性
嗅觉减退	不明显	可行
闭塞性鼻音	无	有
头痛头晕	可有	常有
咽干咽痛	可有	常有
耳鸣耳闭	无	可有
下鼻甲形态	黏膜肿胀，暗红色，表面光滑	黏膜肥厚，暗红色，表面不平呈结节状或桑葚状，鼻甲骨大
下鼻甲弹性	柔软有弹性	硬实无弹性
对麻黄碱的反应	有明显反应	反应小或无反应
治疗	病因治疗 局部治疗：鼻内用减充血剂 鼻内用糖皮质激素 洗鼻治疗 封闭治疗 针刺治疗	保守治疗 下鼻甲硬化剂注射 激光、冷冻、微波、射频等治疗 手术治疗 下鼻甲黏膜部分切除术 下鼻甲黏 - 骨膜下切除术

三、萎缩性鼻炎

萎缩性鼻炎（atrophic rhinitis）是一种以鼻黏膜萎缩或退行性变为其病理特征的慢性炎症。发展缓慢，病程长，女性多见。

（一）病因

（1）原发性：传统观点认为本病是全身性慢性疾病的鼻部表现，如内分泌紊乱、自主神经功能失调、维生素缺乏、遗传因素、血中胆固醇含量偏低。

（2）继发性：目前明确的有慢性鼻炎、鼻窦炎的脓性分泌物长期刺激鼻黏膜；高浓度有害粉尘、气体的持续刺激鼻黏膜；多次或不适当的鼻腔手术致鼻黏膜广泛损伤；鼻特殊传染病如结核、梅毒、麻风损害鼻黏膜。

（二）病理

上皮变性、进行性萎缩，黏膜和骨部血管发生闭塞性动脉内膜炎和海绵状静脉丛炎。血管壁结缔组织增生后，血管腔缩小或闭塞，血供不良又进一步导致黏膜、腺体、骨膜和骨质萎缩、纤维化以及鳞状上皮化，甚至蝶腭神经节亦发生纤维变性。

（三）临床表现

（1）鼻塞。
（2）鼻咽干燥感。
（3）鼻出血。
（4）嗅觉丧失。
（5）恶臭。
（6）头痛头昏。

（四）治疗

1. 局部治疗

（1）鼻腔冲洗：温热生理盐水或1:（2000～5000）高锰酸钾溶液，1～2次/天。

（2）鼻内用药：滴鼻剂用1%的复方薄荷樟脑石蜡油、清鱼肝油等，以润滑黏膜促进黏膜血液循环和软化脓痂便于擤出；1%链霉素滴鼻抑制细菌生长；1%的新斯的明涂抹黏膜，可促进鼻黏膜血管扩张；0.5%雌二醇或己烯雌酚滴鼻，减少痂皮，减少臭味；50%葡萄糖滴鼻，可能具有黏膜腺体分泌的作用。

（3）手术治疗：目的是缩小鼻腔，以减少鼻腔的通气量，降低鼻黏膜水分的蒸发，减轻黏膜干燥及痂皮的形成。主要方法有鼻腔外侧壁内移加固定法、前鼻孔闭合术、鼻腔黏-骨膜下埋藏术。

2. 全身治疗

加强营养，改善环境卫生及个人。

第八节 变应性鼻炎

变应性鼻炎（allergic rhinitis，AR）是发生在鼻黏膜的变态反应性疾病，在普通人的患病率为 10% ～ 40%，以鼻痒、喷嚏、鼻分泌亢进、鼻黏膜肿胀为其主要特点。变应性鼻炎分常年变应性鼻炎（perennial allergic rhinitis，PAR）和雌二醇季节性鼻炎（seasonal allergic rhinitis，SAR），后者又称"花粉症"。

一、病理

发病机制：属 I 性变态反应。机体吸入变应原后产生的特异性 IgE 结合在鼻黏膜浅层肥大细胞、嗜酸粒细胞等介质细胞的细胞膜上。当变应原再次攻击，变应原与介质细胞表面（肥大细胞、嗜酸粒细胞）的 IgE 结合，导致以组胺为主的多种介质释放。这些介质通过其在鼻黏膜血管、腺体、神经末梢上的受体引起鼻黏膜明显的组织反应，表现为阻力血管收缩或容量血管扩张。毛细血管通透性增高，多形核细胞、单核细胞浸润，尤以嗜酸粒细胞浸润明显。副交感神经活性增高，腺体增生、分泌旺盛，感觉神经敏感性增强。

二、临床表现

本病以鼻痒、阵发性喷嚏、大量水样涕和鼻塞为主要特征。

三、诊断

（一）常年变应性鼻炎

（1）计分条件：①常年性发病，具有打喷嚏（每次连续 3 个以上）、流清涕和鼻黏膜肿胀 3 个主要的临床症状，1 年内发病日数累计超过 6 个月，1 天内发病时间累计超上 0.5h；②病程 ≥ 1 年。

（2）计分标准：有明确吸入物致敏原线索；有个人和（或）家族变态反应性疾病史；发作期有典型的症状和体征。各记 1 分，共 3 分。变应原皮肤试验阳性反应，且至少有一种为（++）或（++）以上；特异性 IgE 抗体检测阳性或变应原鼻激发试验阳性，且与皮肤试验及病史符合。各得 2 分，共 4 分。鼻分泌物涂片检：查嗜酸粒细胞阳性和（或）鼻黏膜刮片肥大（嗜碱粒细胞）细胞阳性得 1 分。

得分 6～8 分诊断为常年变应性鼻炎，3～5 分为可疑变应性鼻炎，0～2 分可能为非变应性鼻炎。

（二）花粉症

（1）季节性发作，每年发病季节基本一致，且与致敏花粉传粉期符合；至少两年在同一季节发病。

（2）发作期有典型的临床症状和体征。

（3）发作期鼻分泌物（或结膜刮片）嗜酸粒细胞阳性，或鼻黏膜刮片肥大细胞（嗜碱粒细胞）阳性。

（4）花粉变应原皮肤试验呈阳性反应，至少 1 种为（++）或（++）以上，或变应原鼻激发试验阳性、眼结膜试验阳性。

四、并发症

变应性鼻窦炎、支气管哮喘和分泌性中耳炎等。

五、治疗

（1）非特异性治疗：①糖皮质激素；②抗组胺药；③肥大细胞膜稳定剂；④减充血药；⑤抗胆碱药；⑥其他：降低鼻黏膜敏感性，如下鼻甲冷冻、激光、射频、微波等；选择性神经切断术，包括翼管神经切断术、筛前神经切断术等。

（2）特异性治疗：①避免与变应原接触；②免疫疗法也称特异性减敏疗法，用皮肤试验阳性的相应变应原浸液，以适应低浓度开始少量皮下注射，逐渐增加浓度和剂量，数月治疗后改为维持剂量。经此法治疗的患者体内可产生特异性 IgG 封闭抗体，以阻断变应原与 IgE 的结合，并能降低介质细胞对该变应原的敏感性，从而达到治疗效果。

第九节　鼻息肉

鼻息肉（nasal polyps）是鼻腔和鼻窦黏膜的常见慢性疾病，以极度水肿的鼻黏膜在中鼻道形成单发或多发息肉为临床特征。起源于上颌窦内，并经上颌窦副孔或自然窦开口突出并垂至后鼻孔鼻咽部的一种息肉样变，又称为上颌窦后鼻孔息肉（antrochoanal polyp）。

一、临床表现

（1）鼻塞：鼻息肉多为双侧发病，单侧者较少。

（2）鼻溢液：鼻腔流黏液样或脓性涕，间或为清涕，可伴喷嚏。

（3）嗅觉功能障碍：多有嗅觉减退或丧失。

（4）耳部症状：当鼻息肉或分泌物阻塞咽鼓管口时，可引起耳鸣和听力减退。

（5）继发鼻窦症状：鼻息肉常阻塞并妨碍引流，继发鼻窦炎。

（6）局部鼻镜或鼻内镜检查：鼻腔内有一个或多个表面光滑、灰白色、淡黄色或淡红色的如荔枝肉状半透明肿物，带蒂或广基，触之柔软，不痛，不易出血。

二、并发症

（1）支气管哮喘。

（2）鼻窦炎。

（3）分泌性中耳炎。

三、治疗

（1）激素治疗：局部应用糖皮质激素可阻止息肉生长，甚至消失，改善由鼻息肉导致的其他鼻症状；口服激素治疗，伴发变态反应或阿司匹林耐受不良或哮喘等鼻息肉患者，或鼻息肉术后，可口服泼尼松 0.5 ～ 1mg/（kg•d），晨起空腹顿服，共 10 ～ 14 天，无须减量停药。

（2）手术治疗：多数息肉特别是多发性和复发性息肉者，须接受经鼻内镜手术治疗。

第十节　鼻中隔疾病

一、鼻中隔偏曲

（一）概念

鼻中隔偏曲（deviation of nasal septum）是指鼻中隔偏向一侧或两侧、或局部有突起并引起鼻腔功能障碍和症状如鼻塞、鼻出血和头痛等。

（二）临床表现

（1）鼻塞：为主要症状。或单侧鼻塞，或双侧鼻塞。取决于偏曲的类型和下鼻甲有否代偿性肥大。

（2）鼻出血：偏曲凸面、骨嵴的顶尖部，此处黏膜薄，受气流和尘埃刺激发生黏膜糜烂而出血。

（3）头痛：偏曲凸面挤压同侧鼻甲时，可引起同侧头痛。

（4）邻近器官的症状：妨碍鼻窦引流，继发鼻窦炎。

（三）治疗

手术矫正。方法有鼻中隔黏膜下矫正术和鼻中隔黏膜下切除术。

二、鼻中隔血肿或脓肿

（一）概念

鼻中隔血肿（hematoma of nasal septum）是指鼻中隔软骨膜下或骨膜下积血，多为双侧性。鼻中隔脓肿（abscess of nasal septum）是指鼻中隔软骨膜下或骨膜下积脓。

（二）诊断

（1）结合外伤或鼻中隔手术史、症状、鼻内检查；

（2）鼻中隔隆起对血管收缩剂无反应；

（3）根据穿刺结果，抽出血液的为血肿，抽出脓液的为脓肿。

（三）治疗

（1）鼻中隔血肿穿刺或切开引流，用凡士林纱条、碘仿纱条或膨胀材料填塞。

（2）鼻中隔脓肿切开引流，不填塞鼻腔。

三、鼻中隔穿孔

（一）概念

鼻中隔穿孔（perforation of nasal septum）系指各种原因导致的鼻中隔贯穿两侧鼻腔的永久性穿孔。

（二）病因

（1）外伤：挖鼻或鼻中隔外伤所致的鼻中隔脓肿、鼻中隔手术等。

（2）感染：急性传染病如白喉、天花、伤寒和猩红热等。鼻特殊性感染有结核、狼疮、麻风、梅毒等。

（3）肿瘤及恶性肉芽肿。

（4）其他：如鼻腔异物或结石长期压迫鼻中隔或引起继发感染。

（三）临床表现

鼻腔干燥和脓痂形成，伴有头痛和鼻出血。小穿孔若在鼻中隔前段，呼吸时发生吹哨音，位于后段，则无吹哨音。

（四）治疗

首先治疗病因，其次手术修补。

第十一节　鼻出血

一、概念

鼻出血（epistaxis nosebleed）是临床常见症状之一，可单纯由鼻腔鼻窦疾病引起，也可由某些全身疾病所致，但以前者多见。出血部位大多在鼻中隔前下方的易出血区，即 Little 动脉丛和 Kiesselbach 静脉丛，儿童几乎全部发生在该部位，青年患者亦以该部位为多见，而中老年患者及少数严重的患者，则多见于鼻腔后部。

二、病因

（一）局部病因

（1）鼻和鼻窦外伤：如鼻骨、鼻中隔或鼻窦骨折及鼻窦气压骤变等损伤局部血管或黏膜，鼻或鼻窦手术损伤血管或黏膜未及时发现或未妥善处理。挖鼻、用力擤鼻、剧烈喷嚏等损伤血管和黏膜。

（2）鼻腔和鼻窦炎症：可因黏膜病变损伤血管导致鼻出血。

（3）鼻、鼻窦或鼻咽肿瘤：恶性肿瘤溃烂出血经鼻腔流出；血管性良性肿瘤如鼻腔血管瘤或鼻咽部纤维血管瘤一般出血较剧。

（4）鼻中隔疾病和鼻腔异物也可导致鼻部出血。

（二）全身病因

（1）急性发热性传染病：如流感、出血热、麻疹、疟疾、鼻白喉、伤寒和传染性肝炎等。

（2）心血管疾病：高血压、血管硬化和充血性心力衰竭等。

（3）血液病：凝血功能异常的疾病如血友病、纤维蛋白形成障碍、异常蛋白血症、结缔组织病和大量应用抗凝药物者等。血小板量或质异常的疾病如血小板减少性紫癜、白血病、再生障碍性贫血等。

（4）营养障碍或维生素缺乏：维生素 C、维生素 K、维生素 P 或钙缺乏。

（5）肝、肾等慢性疾病和风湿热等：肝功能损害常致凝血功能障碍，尿毒症易致小血管损伤，风湿热儿童常有鼻出血。

（6）中毒：磷、汞、砷、苯等化学物质可破坏造血系统。长期服用水杨酸类药物可致凝血酶原减少。

（7）遗传性出血性毛细血管扩张症：常有家族史。

（8）内分泌失调：主要见于女性青春发育期和月经期，可发生鼻出血和先兆性鼻出血，绝经期或妊娠最后的 3 个月亦可发生鼻出血。

三、治疗

（一）一般处理

坐位或半卧位。休克者取平卧头低位，鼓励患者吐出口腔的残血。

（二）鼻局部处理

（1）烧灼法适用于反复小量出血，且明确出血点者。

（2）填塞法适用于出血较剧、渗血面较大或出血部位不明者。①鼻腔可吸收材料填塞法：多适用于血液病所致的鼻出血者。用淀粉海绵、明胶止血海绵或纤维蛋白绵等填塞鼻腔，也可在材料上蘸上凝血酶粉、三七粉或云南白药。②鼻腔纱条填塞适用于出血较剧且出血部位不明确，或外伤致鼻黏膜较大撕裂的出血，以及其他止血方法无效的。凡士林纱条填塞一般不宜超过 3 ～ 5 天，同时需辅以抗生素。抗生素油膏纱条和碘仿纱条填塞则可适当增加留置时间。③后鼻孔填塞法适用于鼻腔后端出血，鼻腔纱条填塞未能奏效者。填塞时需注意无菌操作，填塞期间应给予抗生素，填塞时间一般不超过 3 天，最多不超过 5 ～ 6 天。④鼻腔或鼻咽部气囊或水囊压迫：此法可代替后鼻孔填塞。

（3）血管结扎术：适用于外伤、肿瘤、手术或其他原因导致的严重的出血而保守治疗无效的。

（4）血管栓塞法：应用数字减影血管造影和超选择栓塞技术找到出血的动脉并栓塞之。

（三）全身治疗

（1）镇静剂：对反复出血者尤为重要。

（2）止血剂：常用立止血、抗血纤溶芳酸（PAMBA）、酚磺乙胺、6- 氨基己酸（EACA）、凝血酶、卡巴克洛等。

（3）维生素：维生素 C、维生素 K、维生素 P。

（4）严重者需住院观察，注意失血量和可能的贫血或休克。鼻腔填塞可致血氧分压降低和二氧化碳分压升高，故对老年者应注意心、肺、脑功能，必要时给予吸氧。

（5）有贫血或休克者应给予纠正贫血或抗休克治疗。

（四）其他治疗

鼻中隔前部反复出血者，可局部注射硬化剂或行鼻中隔黏膜划痕，也可行鼻中隔黏骨膜下剥离术。遗传性出血性毛细血管扩张症可应用面部转移全层皮瓣行鼻中隔植皮成形术。因全身性疾病引起者，应请相应专科诊治。

第十二节　鼻腔及鼻窦异物

鼻异物在儿童中发病较高，成人主要是因为工伤、误伤所致，异物滞留在鼻腔或鼻窦内能引起鼻腔或鼻窦黏膜继发性感染。如果滞留日久，还可形成以异物为核心的结石，称为鼻石。

（1）临床表现：视异物的性质、大小以及滞留的位置不同等而有不同的表现。①儿童鼻腔有异物存在时，可出现单侧鼻阻塞、流黏脓涕、鼻出血或呼气有臭味等。②如果损伤到视神经或视神经管，则表现出视力下降等。③如果损伤大血管，则有较大量出血。

（2）诊断：结合临床表现和病史，借助 X 线片检查和 CT 扫描做出诊断。

（3）治疗：根据不同异物的性质采取不同的治疗方法。①儿童鼻腔异物以选用头端是钩状或环状的器材，从前鼻孔进入，绕到异物的后端向前把异物钩出。切勿用镊子来夹取异物，尤其是圆滑的异物，有把异物推向后鼻孔或鼻咽部误吸入气管的危险。②动物性异物先选用 1% 丁卡因麻醉鼻腔黏膜后取出。③对鼻腔以外的异物应在 X 线荧光屏的监视下施行手术，可提高效率。④如果异物在大血管的附近，则需先结扎相关血管再取异物。

（4）鼻腔及鼻窦异物的病因：①纽扣、玻璃球、橡皮球、果核、豆类、纸卷等，常因儿童玩耍时塞入鼻孔；②昆虫等动物爬入鼻孔，主要是因为露宿或游泳时发生，多发生在热带地区；③弹片、碎石、弹丸、木块等经面部射入鼻腔、鼻窦、眼眶、翼腭窝等处，多因工矿爆炸、战伤或猎枪、弹丸等意外事故所致；④死骨、凝血块、干酪样物、结石等潴留在鼻腔内，或纱条、棉片、器械等遗留在鼻腔内造成。

第十三节　鼻窦炎性疾病

一、概述

鼻窦炎是鼻窦黏膜化脓性炎症，由于鼻腔和鼻窦的黏膜相延续，所以鼻腔炎症必累及鼻窦，鼻窦炎症也必累及鼻腔，两者的发病机制和病理生理过程相同。窦口及其邻近鼻道的引流和通气障碍是鼻窦炎发生的最重要的机制。现代观点把鼻炎和鼻窦炎统称为鼻 - 鼻窦炎。前组鼻窦较后组鼻窦发病率高，既可一侧发病也可两侧同时发病，炎症累及一侧或两侧的全部鼻窦称为"全组鼻窦炎"。

本病的发生与鼻窦的解剖位置有关：①窦口小，鼻道曲折、狭窄容易阻塞，引起鼻窦通气引流障碍；②鼻腔黏膜炎症常累及鼻窦黏膜；③各窦的窦口彼此邻近，一窦发病可累及其他各窦；④上颌窦最大，但窦口高，在中鼻道外侧壁的位置最后、最低，故最易受累；筛窦呈蜂窝状结构，不利引流，受累机会也比较多；上颌窦和筛窦发育最早，故儿童期即可发病；蝶窦位于各窦之后上，且单独开口，受累机会相对较少。

二、急性鼻窦炎

急性鼻窦炎多继发于急性鼻炎，其病理改变主要是鼻窦黏膜的化脓性或急性卡他性炎症，可分为卡他期、化脓期和并发症期三期。

（一）致病因素

全身因素，如身体抵抗力减弱；局部因素，如鼻腔疾病、邻近器官的感染病灶、创伤性、医源性、气压损伤等。多见化脓性球菌如肺炎链球菌等。

（二）临床表现

（1）全身症状：畏寒、发热、食欲减退、便秘等。

（2）局部症状。①鼻塞：多为持续性鼻塞，系由鼻黏膜肿胀和分泌物蓄积所致。②脓涕：鼻腔内有大量的脓性或黏脓性鼻涕，可带少量血液。

厌氧菌或大肠杆菌感染者脓涕呈恶臭味。③头痛或局部疼痛为本病最常见的症状，是由于细菌、毒素、脓性分泌物等刺激和压迫神经末梢所致。④嗅觉改变：出现嗅觉暂时性减退或消失。各鼻窦引起的头痛各有其特点，一般而言，前组鼻窦引起的头痛多在额部和颌面部；后组鼻窦炎引起的头痛则多在枕部和颅底。

各组鼻窦炎引起的头痛和疼痛如下。①急性上颌窦炎：眶上额部痛，可伴同侧颌面部痛或上列磨牙痛，晨起轻，午后重。②急性筛窦炎：头痛局限在内眦或鼻根部，也可放射到头顶部。前组筛窦炎的头痛与急性额窦炎相似。后组筛窦炎与急性蝶窦炎相似。③急性额窦炎：前额部周期性头痛，晨起即感头痛，逐渐加重，至午后开始减轻，到晚间头痛消失，次日又重复发作。其机制可能是：晚间睡眠时头呈卧位，脓性分泌物难以排出而蓄积在窦内，晨起头呈直立位，脓性分泌物借助重力和纤毛的摆动逐渐排出，由于其过程缓慢，使窦内产生负压甚至真空，真空或负压加之脓性分泌物的刺激出现"真空性头痛"，且逐渐加重并持久。午后由于脓性分泌物逐渐排出，真空情况改善，刺激减轻，故午后头痛逐渐缓解至消失。④急性蝶窦炎：眼球深处或颅底处钝痛，可放射到头顶部和耳后。晨起轻，午后重。

（三）诊断

详细询问和分析病史加之以下检查可做出诊断。

（1）局部炎症的表现：急性上颌窦炎表现为颌面、下睑红肿和压痛；急性额窦炎表现为额部红肿及眶内上角压痛；急性筛窦炎表现为鼻根和内眦部红肿和压痛。

（2）前鼻腔检查。

（3）鼻内镜检查。

（4）影像学检查：CT扫描可显示鼻窦黏膜增厚，分泌物蓄积以及累及的鼻窦范围。

（5）穿刺冲洗：用于急性上颌窦炎，即诊断性穿刺。但要在患者无发热和抗生素控制下施行。

（四）治疗

原则：去除病因，解除鼻腔鼻窦引流和通气障碍，控制感染和预防并发症。

（1）全身治疗：①一般治疗，适当注意休息；②足量抗生素及控制感染，防止其转化为慢性或发生并发症，如为厌氧菌感染应同时应用替硝唑或甲硝唑；③对特应性体质者如哮喘患者等，必要时给予抗变态反应药物；④对邻近的感染病灶或全身性疾病作针对性治疗。

（2）局部治疗：鼻内用减充血剂和糖皮质激素。

（3）体位引流：促进鼻窦内脓性分泌物的排出。

（4）物理治疗：局部热敷、红外线照射等以利于炎症消退及症状改善。

（5）鼻腔冲洗：有助于清除鼻内分泌物。

（6）上颌窦穿刺：用于上颌窦的治疗和诊断，每周一次。

具体方法和步骤如下。①鼻黏膜表面麻醉：用带有1%麻黄碱的棉片收缩下鼻甲和中鼻道黏膜，把带有1：6丁卡因的棉签置入下鼻道外侧壁，距下鼻甲前端1～1.5cm的下鼻甲附着处稍向下的部位，该处骨壁最薄，是上颌窦穿刺进针的部位。麻醉时间10～15min。②穿刺入窦：针尖斜面朝向下鼻道外侧壁，向同侧耳郭上缘方向刺入，稍用力针入窦腔时有"落空感"。③冲洗：获"落空感"后固定之，拔出针芯接上注射器回抽看有无空气或脓液，以判断针端是否确在窦内，如确在窦内，撤下注射器。用一橡皮管连接于注射器和穿刺针之间，徐徐注入生理盐水以冲洗。如此连续冲洗直至脓液冲净为止。必要时可在脓液冲净后注入抗炎药物。

上颌窦穿刺的并发症：进针部位偏前，刺入面颊部可致面颊皮下气肿或感染；进针部位偏上，针穿透上颌窦顶壁入眶可致眶内气肿或感染；针穿上颌窦后壁入翼腭窝，可致翼腭窝感染；针刺入大血管并注入空气可致气栓。

上颌窦穿刺时应注意的问题：①进针部位和方向要正确，用力不要过猛，有"落空感"，即停；②切忌注入空气；③注入生理盐水时要确定针尖确在窦内；④在冲洗过程中，如发现颊部肿起和患者诉说有眶内胀痛或眼球被挤压感时应立即停止冲洗；⑤穿刺过程中，如发现患者晕厥，应立即停止，拔除穿刺针，作适当处理；⑥若发生气栓，应尽快置患者头低位和左侧卧位，给氧和采取其他救急措施。

（7）额窦环钻引流：急性额窦炎保守治疗无效且病情加重，为避免额骨骨髓炎和颅内并发症，应行此法。

三、慢性鼻窦炎

多是由急性鼻窦炎未得到彻底治愈迁延而来，特应性体质与本病关系密切。

（一）临床表现

（1）全身表现：头晕，头痛，记忆力下降，精神不振，注意力不集中。

（2）局部表现。①流脓涕，为主要症状之一，脓性或黏脓性，牙源性上颌窦炎的鼻涕常有腐臭味。②鼻塞是慢性鼻窦炎的另一主要症状。③头痛：多表现为钝痛和闷痛，可能是因为细菌毒素吸收或因窦口阻塞，窦内空气被吸收形成真空造成。头痛常有以下特点：伴随鼻塞流鼻涕或嗅觉减退等症状，白天重，夜间轻。常为一侧，如两侧都痛者必有一侧较重；经鼻内减充血剂治疗可减轻，咳嗽、低头位、吸烟、情绪激动时可加重。④嗅觉减退或消失。⑤视功能障碍是本病的并发症之一，表现为视力下降或失明。是管内段视神经和眶内受累所致。

（二）检查

（1）详细了解病史。

（2）鼻腔检查：前组鼻窦炎者脓液位于中鼻道；后组鼻窦炎者脓液位于嗅裂。

（3）口腔和咽部检查：牙源性颌窦炎者，同侧上列第2前磨牙或第1、2磨牙可有病变。后组鼻窦炎者，咽后壁可见到脓液或干痂附着。

（4）影像学检查：鼻窦CT扫描可显示窦腔大小、形态以及窦内黏膜不同程度的增厚，尤其是冠状位鼻窦CT，可准确判断各鼻窦病变范围。

（三）诊断

根据上述病史和检查，应对慢性鼻窦炎的临床分期分型做出诊断。

Ⅰ型：单纯性慢性鼻窦炎。分三期。1期：单发鼻窦炎。2期：多发鼻窦炎。3期：全组鼻窦炎。

Ⅱ型：慢性鼻窦炎伴鼻息肉。分三期。1期：单发鼻窦炎伴单发性鼻息肉。2期：多发鼻窦炎伴多发性鼻息肉。3期：全组鼻窦炎伴多发性鼻息肉。

Ⅲ型：多发性鼻窦炎或全组鼻窦炎伴多发性鼻息肉和（或）筛窦骨质增生。

（四）治疗

（1）鼻腔内应用减充血剂和糖皮质激素。

（2）可用生理盐水冲洗鼻腔，1～2次/天。

（3）上颌窦穿刺。

（4）负压置换术：适用于全组鼻窦炎。

（5）鼻腔手术：中鼻甲筛泡、鼻中隔偏曲、肥厚性鼻炎、鼻腔异物等是窦口鼻道复合体区域阻塞的主要原因，必须手术切除或矫正。

（6）鼻窦手术：在规范的保守治疗无效后，选择鼻窦手术。手术的关键是解除鼻腔和鼻窦口的引流、通气障碍，尽可能地保留中鼻甲、鼻窦正常黏膜和可良性转归的病变黏膜等鼻腔鼻窦结构。

（五）负压置换术的步骤和原理

（1）步骤：①用 1% 麻黄碱滴鼻液收缩鼻黏膜，以利窦口开放；②取头低位或仰卧位，垫肩使下颌颏部与外耳道口连线与水平线垂直；③将治疗液注入治疗侧鼻腔；④将连结吸引器的橄榄头塞入治疗侧的前鼻孔，同时指压另一侧鼻翼，封闭该侧前鼻孔并令患者连续地发出"开"音，同时开动吸引器持续 1 ～ 2s 即停。如此反复 6 ～ 8 次。

（2）负压置换术的原理：采取适当体位使各窦口均处于下方状态，鼻腔内注入药物后即可淹没各窦口，由于橄榄头塞住治疗侧前鼻孔和指压另一侧鼻翼封闭前鼻孔，在患者发出"开"的刹那间，软腭上提，此时鼻腔和鼻咽腔处于封闭状态，同步打开吸引器时，鼻腔呈负压，低于鼻窦内压力，窦内脓液即经窦口排入鼻腔被吸除，此时的窦内压力又低于鼻腔压力，药物即经窦口进入窦内，如此反复，使鼻腔和鼻窦内的正负压交替而达到治疗目的。

四、儿童鼻窦炎

常见于上颌窦和筛窦，是由于这两个鼻窦发育较早的缘故。儿童鼻窦炎的发生与以下几个原因有关。①窦口较大，易感染：儿童的鼻腔鼻道狭窄、曲折，鼻黏膜嫩弱，血管和淋巴管丰富，一旦感染分泌物较多，易阻塞窦口鼻道复合体引起通气引流障碍。②儿童的身体抵抗力相对较弱，易患感冒，常继发鼻窦炎。③儿童如果腺样体肥大引起鼻、鼻窦通气引流障碍。④免疫性疾病或特应性体质，如纤毛运动障碍和哮喘等，易发生鼻腔异物等而继发感染，最常见的致病菌是肺炎球菌、链球菌和葡萄球菌。

（一）临床表现

（1）急性鼻窦炎：早期症状类似急性鼻炎或感冒：脓涕，鼻塞，发热，脱水，呼吸急促，精神萎靡甚至抽搐。

（2）慢性鼻窦炎：鼻塞，黏液性或黏脓性涕，低热，精神萎靡，体重下降。

（二）检查和诊断

（1）前鼻镜检查：鼻腔内多黏脓鼻涕。

（2）鼻前庭有干痂。

（3）急性者可出现感染鼻窦的邻近软组织红肿。

（4）鼻窦 CT 扫描和 X 线片对本病的诊断有指导意义。

（5）必要时行鼻内镜检查。

（三）治疗

（1）急性：全身应用抗生素、抗变态反应药物；局部鼻腔内应用减充血剂和糖皮质激素；注意休息和饮食。

（2）慢性：采取保守治疗，全身应用抗生素，局部鼻腔内应用减充血剂和糖皮质激素；腺样体肥大者做腺样体摘除；特应性体质者应用抗变态反应药物；慢性患者，较大儿童考虑做上颌窦穿刺；上述常规治疗无效时应考虑鼻窦手术治疗。

五、婴幼儿上颌骨骨髓炎

本病起病急，多发生在 3 个月以内的婴幼儿，尤以新生儿多见。可能是来自母体感染。

（一）临床表现

（1）全身症状：突发高热，寒战，烦躁不安，进而出现抽搐、昏迷等全身中毒症状。

（2）局部症状：鼻塞、脓涕或有血涕，内眦下方和鼻旁皮肤红肿并向周围扩散。患者牙龈和硬腭红肿，可形成瘘管。

（二）诊断

依据病史和临床症状做出诊断，影像学检查对本病的早期诊断意义不大。

（三）并发症

以脓毒血症最多见，还可出现眶内感染、支气管炎等并发症。

（四）治疗

（1）抗生素治疗：首选青霉素类和头孢菌素类抗生素。应不用或慎用氨基糖苷类药物等，临床症状消失后应持续用药1周。

（2）局部治疗：热敷、理疗；如脓肿形成者应切开引流，瘘管形成者应保持瘘管通畅；有死骨者应行死骨摘除术。

第十四节　鼻源性并发症

一、鼻源性眶内并发症

（一）原因

（1）窦内细菌和脓液通过解剖途径累及眶内。
（2）鼻窦外伤或者是手术损伤相邻眶壁。
（3）机体免疫力下降。

（二）临床表现

（1）眶内炎性水肿：是鼻源性眶内并发症的最初阶段，首起症状为眼睑水肿，轻压痛，不出现眼球运动障碍、眼球移位、眼球突出及视力减退等症状。

（2）眶壁骨膜下脓肿：鼻窦感染骨壁可引起骨壁血栓性静脉炎，继而引起骨膜炎和死骨，形成骨膜下脓肿，额窦、筛窦和上颌窦可引发不同部位的眼睑充血、肿胀和压痛；而后组鼻窦炎则可引起视力下降、眼球运动障碍等；蝶窦炎可引起眶尖综合征，即眶周围皮肤感觉障碍，上睑下垂、眼球固定、复视等症状。并发症一般有较严重的全身症状，应及时治疗。若抵抗力低下或未能及时治疗，则脓肿破溃流入眶内引起眶内蜂窝织炎，从而引起严重后果。

（3）眶内蜂窝织炎和眶内脓肿：是最严重的鼻源性眶内并发症，表现为视力锐减，眶深部剧痛，眼突明显，全身症状较严重。若炎症侵入眼球或沿眶内静脉向后发展，则可引起海绵窦血栓性静脉炎和脑膜炎。

（4）球后视神经炎：蝶窦和后组筛窦的炎性病变可引起球后段或管段

视神经炎，表现为视力下降，甚至失明。

（三）诊断

根据慢性或急性发作的鼻窦炎病史、症状和体征做出诊断。

（四）治疗

（1）眶骨壁骨炎和骨膜炎的治疗：主要是针对急慢性鼻窦炎的治疗。

（2）眶壁骨膜下脓肿的治疗：切开引流，加强全身抗生素的治疗，控制感染后行鼻窦手术。

（3）眶内蜂窝织炎和眶内脓肿的治疗：行鼻窦手术，并切开骨膜引流，加强全身抗生素的治疗。

（4）鼻源性视神经炎的治疗：及早施行筛窦或蝶窦开放术，全身应用抗生素以控制感染。

二、鼻源性颅内并发症

额窦和筛窦炎引起颅内并发症最常见。鼻前和鼻窦感染颅内可通过以下几个途径。①筛板、筛窦顶部和额窦的后壁是前颅底的结构，这些结构可有先天性缺如，鼻腔和鼻窦黏膜与硬脑膜直接相贴。②血管：额窦黏膜的静脉与硬脑膜和蛛网膜静脉相通；额骨板障静脉与上矢状窦静脉相通；蝶骨板障静脉与海绵窦静脉相通。③神经：嗅神经鞘膜是硬脑膜的延续；鞘膜下间隙与硬脑膜下间隙存在潜在交通。

（一）临床表现

（1）硬脑膜脓肿：常常是由于急性额窦炎和额骨骨髓炎引起，有头痛加重、呕吐，卧位更甚。继发于额骨骨髓炎者，前额部可出现波特隆起（Pott puffy tumour），脑脊液检查一般无异常。

（2）硬脑膜下脓肿：表现为发热、头痛、颅内压升高，脑脊液检查细胞数和蛋白升高，借助 CT 扫描和 MRI 可确诊。

（3）化脓性脑膜炎：由外伤、手术损伤或在感冒时游泳引起者发病急，由鼻窦炎引起者发病慢。

（4）脑脓肿：常见于由额窦炎引起额叶脓肿。临床表现为：呕吐、头痛、视盘水肿等，CT 扫描对确诊有帮助。

（5）海绵窦血栓性静脉炎：以鼻疖引起者多见，蝶窦炎和鼻源性眶内并发症亦可引起本病。出现脓毒血症症状、眼静脉回流受阻等。

（二）治疗

应施行感染鼻窦的手术。针对不同的并发症采取不同的措施：硬脑膜外脓肿者，彻底去除坏死的窦壁，广泛暴露硬脑膜，充分引流脓肿；硬脑膜下脓肿者，切开硬脑膜充分排脓，冲洗；化脓性脑膜炎：为了降低颅压可施行脊椎穿刺，放出适量的脑脊液。所有的颅内并发症都应给予足量的可透过血脑屏障的抗生素。

第十五节　真菌性鼻－鼻窦炎

一、概述

真菌性鼻－鼻窦炎（fungal rhmasin-usitis，FRS）主要是在长期应用抗生素、免疫抑制剂、糖皮质激素或接受放疗等情况下发生，也可以在一些慢性消耗性疾病致机体抵抗力低下时发生，健康个体抵抗力低下时也可以在某一局部致病。临床最常见的是曲霉菌病，鼻脑型毛霉菌虽少见，但病情凶险，病死率高。

二、临床分型，临床表现和诊断

FRS的临床分型是以其病理学为依据的。可分为两大类型：非侵袭型真菌性鼻－鼻窦炎（noninvasive fungal rhino-sinusitis，NIFRS）和侵袭型真菌性鼻－鼻窦炎（Invasive fungal rhinosinusitis，IFRS）。非侵袭型又可以分为真菌球（fungus ball，FB）和变应性真菌性鼻－鼻窦炎（allergic fungal rhinosinusitis，AFRS），侵袭型分为急性侵袭性真菌性鼻－鼻窦炎（acute invasive fungal rhinosinusitis，AIFRS）和慢性侵袭性真菌性鼻－鼻窦炎（chronic invasive fungal rhinosinusitis，CIFRS）。

（一）NIFRS

病理学特征是真菌感染局限鼻窦腔内，黏膜和骨壁内无真菌侵犯。

（1）FB：常单侧发，以上颌窦发病率最高，窦内病变的大体特征如肉芽肿样，呈暗褐色或灰褐色，增大后可压迫窦壁使骨质变薄或吸收。主要临床表现：单侧鼻塞、流脓涕或有恶臭等类似慢性鼻窦炎。患者免疫力通常正常，最终确诊要依据病理。

（2）AFRS：多发生在额窦、筛窦和上颌窦，常发生在有免疫能力的年轻人。镜下特征表现为无定形淡嗜酸性或淡嗜碱性变应性黏蛋白（mucin）增多，以及在其中分布的大量嗜酸细胞及夏 - 莱（Charcort-Leyden）结晶。临床表现为病变在窦内扩展隆起压迫周围组织结构出现的相应症状，如：眼球移位、眼球突出、眼球活动受限等。AFRS 的诊断主要依据以下几点：①常发生在有特应性体质或合并哮喘病的年轻人；②变应性皮试或血清学检查证实为变态反应；③典型鼻窦 CT 或 CRI；④典型组织病理学；⑤ Gomori 染色可见病变组织中有真菌菌丝，但鼻窦黏膜和骨质中无真菌侵犯或真菌培养阳性。

（二）IFRS

真菌感染不仅仅局限于鼻窦腔内，同时还侵犯鼻窦黏膜和骨壁，并向周围组织结构扩展。病变的大体特征是坏死样组织、干酪样物。

（1）AIFRS：主要致病菌为曲霉菌和毛霉菌，多发于免疫功能低下或缺陷者，如长期应用糖皮质激素或糖尿病酮症酸中毒等。本病进展迅速，病情险恶，病死率高。主要临床表现为：发热、疼痛、鼻腔结构破坏、眼球突出、视力下降、剧烈头痛、颅内高压、眶尖综合征等。最终诊断依据病理组织和鼻窦黏膜或骨质病理学检查，证实真菌侵犯。

（2）CIFRS：是新近发现的一种临床类型，其主要特点是慢性进行性组织侵犯，早期病变局限在窦腔内，晚期广泛侵犯其邻近组织结构。常见致病菌为曲霉菌、毛霉菌和念珠菌属等。本病与 AIFRS 的主要区别是病程长，但后期治疗困难，易复发，愈后较差，所以早期诊断很重要。最终诊断依据病理学证实真菌细胞侵入鼻窦黏膜和骨质。

三、治疗

首选手术治疗，配合抗真菌等药物治疗和其他治疗。

（1）手术治疗：① NIFRS 行窦内病变清除术使鼻腔充分通气和引流，保留鼻窦黏膜和骨壁；② IFRS 应行鼻窦清创术，除彻底地清除窦内的病变组织外，还要广泛切除受累的鼻窦黏膜和骨壁。

（2）药物治疗：① AFRS 术后必须用类固醇药物有效抑制病情；② IFRS 术后必须用抗真菌药物。

第十六节 鼻及鼻窦囊肿

鼻前庭囊肿指位于鼻前庭底部皮肤下、梨状孔的前外方、上颌骨牙槽突浅面软组织内的囊性肿块。主要是由于腺体潴留和先天性异常造成的。常单侧发病，质软富于弹性或乒乓球感。

（1）临床表现：由于囊肿发展缓慢，早期囊肿小时常无症状；囊肿长大时使患侧鼻前庭部和鼻翼附着处隆起且伴有疼痛；囊肿较大时阻塞鼻前庭可有同侧吸气困难。

（2）诊断：穿刺液为透明的黏液或浆液性囊液，常不含胆固醇结晶。

（3）治疗：手术切除。

鼻窦囊肿：指原发于鼻窦内或牙根并向上颌窦内发展的囊性肿物。

一、鼻窦黏液囊肿

是鼻窦囊肿中最为常见者，多见于筛窦，其次为额窦。多见于青年和中年人，10岁以下儿童不会患此病，多单侧发病。主要是由于自然窦口完全阻塞后致窦内分泌物潴留而形成的。囊液为淡黄或棕褐的黏稠液体，镜下多见胆固醇经晶。

（一）临床表现

（1）较小时可无任何症状。

（2）较大时可压迫鼻窦骨壁，使变薄或消失。侵入眶内或颅内而出现相应的临床表现。眼部表现：是囊肿侵入眶内所致，可出现眼球移位、流泪、复视、视力障碍、眶尖综合征等。②面部表现：筛窦囊肿者内眦隆起；额窦囊肿者眶顶部隆起，触之表面光滑，富有弹性，一般无触痛。③鼻部：囊肿破溃时可出现自发间接性清亮鼻溢；当堵塞鼻腔时，可出现鼻塞、流涕、嗅觉减退等症状。④当囊肿感染转化为脓囊肿时，可有发热和全身不适等。

（二）诊断

结合临床表现、影像学检查和穿刺液的检查可做出诊断。

（三）治疗

手术是唯一的治疗方法，必要时配合药物治疗。

二、鼻窦黏膜囊肿

多见于上颌窦，常单侧发病，生长极为缓慢，无明显症状，一般不作处理，只有囊肿较大有明显症状时才做手术处理。

三、上颌窦牙源性囊肿

是上列牙发育障碍或病变突入到上颌窦内形成的囊肿。可分为含牙囊肿和牙根囊肿两类。囊肿增大可使患侧颊部隆起，隆起面光滑、乒乓球感，隆起部穿刺抽出液即可明确诊断。治疗应采用上颌窦根治术。

第十七节 鼻－前颅底肿瘤

一、概述

鼻及鼻窦的良性肿瘤好发于鼻腔内，其次是鼻窦。主要有软骨瘤、骨瘤、神经鞘膜瘤、血管瘤、脑膜瘤、内翻性乳头状瘤。恶性瘤常见于上颌窦，占 60% ～ 80%，其次为筛窦。癌多发于 40 ～ 60 岁，在病理学上鼻及鼻窦癌肿多为鳞状细胞癌，好发于上颌窦；腺癌次之，好发于筛窦。

二、良性肿瘤

（一）软骨瘤

好发于筛窦，外观呈淡青色或浅黄色，表面光滑、广基、球形，亦可呈结节状，多境界清楚，有包膜。虽然软骨瘤生长缓慢，但膨大后长期压迫周围组织，可使周围组织和骨壁吸收破坏，侵犯邻近器官产生严重后果。

1. 临床表现

（1）单侧鼻腔渐进性鼻塞、流涕。

（2）嗅觉减退、头痛、头晕等。

（3）当肿瘤生长膨大后压迫、侵犯周围组织可造成面部变形、眼球移位、复视等表现。

（4）镜下检查，基广，触之易出血。

2. X 线平片或鼻窦 CT

可显示肿瘤界限及其向周围组织侵犯情况，钙化或骨化时呈斑点状阴影，病检可确诊。

3. 治疗

主要采用手术治疗。

（二）骨瘤

好发于额窦，其次为筛窦，青年男性多见。

1. 临床表现

（1）瘤体较小时多无症状，在拍颅部 X 线片或 CT 时可发现。

（2）瘤体较大时可致鼻面部畸形，引起额部疼痛。

（3）侵入鼻腔引起鼻塞、流涕。

（4）侵入眼眶引起复视、眼球移位、突眼等症状。

（5）还可通过额窦后壁或筛板侵犯颅内引起头痛、恶心等。

2. 诊断

X 线片或 CT 扫描见圆形或卵圆形低密度阴影。

3. 治疗

骨瘤以手术切除为原则。

（三）神经鞘膜瘤

90% 单发，多发于鼻中隔、上颌窦、筛窦。表面光滑，有包膜，白色，圆形或卵圆形，可有蒂。

1. 临床表现

（1）生长缓慢，早期多无症状。

（2）后期：长于鼻腔者可出现鼻塞、鼻出血、局部畸形，有的破坏筛板侵入颅内出现头痛、恶心等症状。

2. 诊断

确诊根据病检，明确肿瘤范围可用 X 线片或 CT 扫描。

3. 治疗

手术为唯一选择。

（四）血管瘤

多见于青壮年，鼻及鼻腔的血管瘤可分为毛细血管瘤（80%）和海绵状血管瘤。毛细血管瘤好发于鼻中隔，有蒂，瘤蒂较小。色鲜红或暗红，圆形或卵圆形，桑葚状，质软易出血。

1. 症状

（1）反复鼻出血，出血侧鼻腔进行性鼻塞。

（2）瘤体较大时可压迫鼻中隔偏向对侧，致两侧鼻腔鼻塞。

（3）瘤体向后可使咽鼓管堵塞，从而可导致耳鸣、听力下降。

（4）瘤体较大时还可表现为局部隆起、眼球移位等症状。

2. 诊断

不主张诊断性穿刺，可根据临床表现及影像学检查做出诊断。

3. 治疗

以手术彻底切除为治疗原则。

（五）内翻乳头状瘤

鼻腔鼻窦良性肿瘤术后易复发，多次手术易产生恶变。好发于鼻腔外侧壁，有明显的局部侵袭性，多单侧发病，常见于 50 ～ 60 岁。

1. 临床症状

（1）一侧鼻腔出现持续性鼻塞，渐加重伴脓涕或反复出血。

（2）外观呈息肉状或分叶状，粉红色或灰红色，触之易出血，表面不平。

2. 诊断

确诊依靠组织病理学检查。

3. 治疗

以手术彻底切除肿瘤为治疗原则。

（六）脑膜瘤

又称蛛网膜内皮瘤，多发于颅内，常见于青少年。

1. 临床表现

（1）生长缓慢，早期无症状。

（2）长大后形成对周围组织的压迫，可出现鼻塞、流涕、鼻出血、头痛等症状。

（3）鼻窦脑膜瘤常可破坏骨壁，侵犯鼻腔、鼻窦及眼眶而出现相应症状，如：面部畸形、眼球移位等。

2. 诊断

确诊依靠病理学检查。

3. 治疗

以手术彻底切除为治疗原则。

三、恶性肿瘤

（一）鼻腔恶性肿瘤

大多继发于其邻近部位的恶性肿瘤的直接侵犯，如：鼻窦、眼眶、鼻咽等处。以上皮源性肿瘤为主，其中以未分化癌和鳞状细胞癌为主，占80%以上。

1. 临床症状

（1）早期单侧鼻出血、鼻塞等。

（2）发展可出现鼻面部麻木感、进行性单侧鼻塞、反复出血、嗅觉减退甚至消失等症状。

（3）患者常常有"鼻息肉"，切除后迅速复发等病史。

（4）继发感染或肿瘤破溃时出现恶臭的血性涕。

（5）恶性黑色瘤患者可有黑色黏稠液。

（6）晚期肿瘤侵犯周围结构出现相应症状：视力下降、复视、耳鸣、听力减退等。

（7）检查可见癌肿形状多样，可呈息肉样、乳头状、桑葚状或菜花样，红色或粉红色，质硬且脆，触之易出血。

2. 诊断

及时检查，遇到40岁以上患者出现单侧进行性鼻塞伴血涕者，多次"鼻息肉"切除后迅速复发者应考虑本病的可能性。

3. 治疗

以手术切除为主，术前术后放疗和化疗为辅的综合治疗。

（二）鼻窦恶性肿瘤

因解剖位置隐蔽，早期的鼻窦恶性肿瘤症状少，不易确诊，而晚期肿瘤向邻近组织侵犯，诊断治疗常常很困难。

1. 上颌窦肿瘤的临床表现

（1）早期瘤体较小，常无明显症状。

（2）发展可出现以下情况。①持续单侧脓血涕，晚期可有恶臭。②面颊部麻木疼痛感：为肿瘤侵犯眶下神经所致，可为首发症状。③单侧进行性鼻塞：为肿瘤挤压鼻外侧壁使之内移或破坏鼻腔外侧壁侵入鼻腔所致。④单侧上颌牙疼痛或松动：肿瘤侵及牙槽所致。

（3）晚期侵犯周围组织可出现以下症状。①面颊局部隆起：为肿瘤压迫破坏前壁所致，肿瘤还可侵犯颊软组织和皮肤形成瘘管等。②眼部症状：压迫眶部使眼球上移，还可侵犯鼻泪管出现流泪。③向下侵犯硬腭可致硬腭半球形隆起甚至溃烂。④张口困难：向外侵犯翼内肌所致，多为晚期表现，提示愈后不良。⑤还可侵犯颅底或颅中窝引起相应的症状：内眦包块，颞部凸起。⑥颈淋巴结转移：多为晚期表现，常见于同侧颌下淋巴结。

2. 筛窦恶性肿瘤的临床症状

（1）早期可无症状。

（2）入鼻腔可致单侧鼻塞、血性涕等。

（3）晚期向周围组织侵犯而出现相应的症状；侵犯眼眶出现眼球移位并有复视；后组筛窦可侵入眶尖而出现眶尖综合征；向前发展致内眦部凸起。

3. 诊断

结合恶性肿瘤的临床症状和以下几种检查做出诊断。①鼻内镜检查。②病检及细胞涂片，是最后确诊的依据。③前、后鼻镜检查。④影像学检查：CT 或 MRI 检查可确定肿瘤大小和侵犯的范围。⑤手术探查：在活检不能确诊或反复的活检不能确诊的情况下，又高度怀疑是恶性肿瘤的，可考虑手术探查。

4. 治疗

根据患者的全身情况以及肿瘤的病理类型、原发部位和侵犯情况来确定手术、放疗、化疗和生物治疗等方案。其中放疗一般只适用于对放疗敏感的恶性肿瘤。目前多用于术前放疗，使瘤体减小，周围的血管、淋巴管闭塞以减少播散机会。手术治疗还是大多数恶性肿瘤的首选方法。

（三）恶性肉芽肿

多始发于面中部器官，鼻尤其多见，以进行性坏死性溃疡为特征。本病病情险恶，治疗困难，愈后不佳，俗称"中线癌王"。病理主要表现为非特异性肉芽组织增生和坏死。本病95%以上与EB病毒有关。

（1）临床表现：可分为三期。①前驱期：类似一般感冒的症状，间歇性鼻塞伴水样或血性分泌物，也可表现为干痂。②活动期：鼻塞加重。常有臭味，全身情况尚可，食欲不佳，常低热。③终末期：恶病质，面中部及其周围邻近的组织、黏膜等广泛严重破坏。

（2）诊断：病理学检查中若出现以异型网织细胞或核分裂象即可诊该病。

（3）治疗：鼻T/NK细胞淋巴瘤对放射线敏感。可采用总剂量为60GY（6000rad）^{60}Co远距离照射，还可以用药物化疗。

第十八节　鼻内镜手术

一、鼻内镜手术的重要性

鼻内镜手术（nasal endoscopic surgery，NES）指的是借助鼻内镜和其特殊的配套手术器材，经鼻内进行鼻腔鼻窦、鼻颅底、鼻眼区域手术的鼻外科技术。鼻内镜手术主要在中鼻甲的外侧进行，以慢性鼻窦炎、鼻息肉为主要治疗对象。

鼻内镜手术的原理：①慢性鼻窦炎的发生与鼻窦道复合体（ostiomeatal complex，OMC）的病变所致的鼻窦引流阻塞有很大关系；②清除病变、开放阻塞的窦口、恢复鼻腔、鼻窦的通气引流功能后，病变的黏膜可逐渐恢复正常，遭到破坏的黏液纤毛清除功能和腺体功能可得到恢复，从而实现治愈慢性鼻窦炎的目的。

鼻内镜手术的优点：视野清晰、视觉宽阔、操作精细、手术程序简化以及创伤小和避免鼻颅面部切口等。

二、鼻内镜手术的内容和适应证

（1）以下几个部分属于鼻内镜外科手术。①内镜下鼻腔手术：主要用于如鼻中隔偏曲矫正、后鼻孔闭锁修复、筛前神经切断、腺样体切除、处理难治性鼻出血等。②内镜下鼻窦手术：主要用于前筛、上颌窦、额窦开放术。下后筛窦。③蝶窦开放术及全组鼻窦开放术等。④内镜下颅底外科手术和鼻眼相关外科：如脑脊液鼻漏修补术、视神经减压术、鼻眼纤维血管瘤切除术等。

（2）内镜外科手术还可拓展到以下具体范围。①鼻神经外科和鼻颅底外科。②头颈肿瘤外科：可用鼻内镜手术治疗头颈肿瘤；鼻腔、鼻窦内翻性乳头状瘤和其他良性占位病变。③蝶鞍内肿瘤切除：此法进入蝶窦快捷且能准确判断解剖位置和病变范围。④鼻眼相关外科：在鼻内镜下可完成泪囊鼻腔造孔术；经鼻内镜下经鼻路眶减压术，治疗恶性突眼。

（3）鼻内镜手术的适应证。①炎性疾病：经过保守治疗无效的慢性鼻窦炎、鼻息肉等。②异常的鼻腔鼻窦结构：鼻中隔偏曲、气化中鼻甲；外伤性的鼻腔、鼻窦骨折等。③鼻腔鼻窦的良恶性肿瘤：鼻腔鼻窦的良性肿瘤，局限性鼻咽部恶性肿瘤。④鼻眼相关疾病：眶爆裂性骨折、恶性突眼。⑤鞍区占位性病变：垂体瘤、脊索瘤等。

三、内镜鼻窦、鼻腔手术

（一）内镜鼻窦手术

主要有两种手术方式。

1. Messerklinger 术式（从前向后术式）

基本步骤如下。①切除钩突：应切除钩突水平部和垂直部的大部分，是从前向后术式的起始步骤。②开放或者切除前组筛窦：不同角度的筛窦钳从前向后开放或者切除前组筛窦。③开放上颌窦。④上颌窦自然窦口的处理：当上颌窦自然孔开放良好而且窦内未见病变，就没有必要破坏上颌窦自然孔的结构。反之，可用筛窦钳探查、扩张上颌窦自然孔并咬除自然孔的前囟。后者以直咬钳咬除其后囟，扩大自然窦口使其前后直径大 $1 \sim 2cm$，扩大了的自然窦口应要保留一部分原自然孔黏膜，一般保留自然孔的前下部的黏膜。⑤开放或者切除后组筛窦：以不同角度的筛窦钳穿透中鼻甲基板的内下方,沿中鼻甲的根部向后，开放后组筛窦直到蝶窦的前壁,然后按照一定的顺序从前向后或者是从后向前依次切除眶纸板、中鼻甲根部、蝶窦前壁的残余气房。⑥开放蝶窦：以不同角度的筛窦钳向前、向内扩大蝶窦自然孔。⑦经蝶窦前壁开放蝶窦。⑧开放额窦：以钩突为解剖参照清除额窦底部的残余筛房，开放额窦口。⑨术腔填塞：填塞术腔的主要目的是减少术后出血，促进创面愈合。

2. Wigand 术式（从后向前）

基本步骤：先切除中鼻甲后 1/2 或者 1/3，开放蝶窦后，沿蝶窦顶壁作为颅底的指示标志，向前依次完成筛窦、额窦、上颌窦的开放手术。

（二）内镜鼻腔手术

（1）鼻内镜下鼻中隔偏曲矫正手术步骤如下。①患者取仰卧位或者半坐位消毒。②麻醉：根据患者的情况选用局麻或者是全麻。③方法：在皮肤黏膜交界处自上而下作弧形切口，针对不同的情况可选择不同的切口，如单纯鼻中隔棘或者嵴突，可在其表面自前向后作切口，而局部偏曲仅需在偏曲前作切口。钝性鼻中隔剥离：与中隔面平行，向下外侧稍用力，把黏膜与鼻中隔骨性支架分离。在切口前或者后 1 ～ 2mm 处软骨切口到对侧骨膜下，剥离对侧黏骨膜。用轮转刀切除方形软骨，复位鼻中隔黏膜，观察矫正效果。手术剥离范围视偏曲程度而定，以充分暴露手术视野和继续剥离为原则。

（2）鼻内镜下处理鼻出血：适用于鼻腔可明确部位的动脉或静脉出血。主要方法如下。①鼻内镜下鼻腔微填塞：利用鼻内镜可直视观察、定位准确等特点，在确定部位后的微填塞效率高，同时又可维持鼻腔通气，明显地减少了患者的痛苦。②鼻内镜下高频电凝止血：明确部位后，封闭血管残端尤其是小血管，达到止血的目的。③激光鼻内镜止血：此法也越来越多地用于临床。④鼻内镜下微波凝固止血：此法止血迅速。

（3）后鼻孔闭锁修复：后鼻孔闭锁的主要临床症状有呼吸困难、鼻塞、说话时鼻音重、睡眠时张口呼吸等。由于长期的鼻腔鼻窦的通气引流功能障碍、张口呼吸、鼻腔鼻窦的慢性炎症，可导致儿童的颅面骨发育异常，类"腺样体"面容。经鼻内镜开放膜性或者骨性后鼻孔是手术的主要目的。

四、鼻内镜手术的并发症

（1）颅内并发症：主要有气脑、颅内血肿、脑脊液鼻漏、脑膜膨出等。出现上述并发症时应采取相应的治疗措施，如颅内血肿可采用介入放射治疗，脑脊液鼻漏和脑膜膨出可采用经鼻修补术可获得满意效果。

（2）眶及眶周并发症：①视力障碍，主要是由视神经的直接或者是间接损伤所致；②眶内血肿或气肿，早期症状一旦出现，应立即采取相应的措施，如抽出术腔内全部填塞物，给予利尿剂、缩瞳剂、激素等药物治疗；必要时应采取眶减压术；③眼球运动障碍，是由于眼肌或者是其相应的神经受到损伤导致眼球运动障碍，神经损伤可慢慢恢复，如果是眼肌直接损伤则要手术矫正；④泪道损伤。

（3）鼻内并发症：①术腔粘连闭塞，主要发生于中鼻甲与鼻腔外侧壁或鼻中隔；②窦口闭锁，主要是由于术中窦口周围黏膜损伤过重、窦口开放不全及术中病变清除不彻底所致；③出血，伤及大血管出血严重；④全身并发症，很少见。

第三章　咽科学

第一节　咽的应用解剖及生理学

一、咽的应用解剖

咽上起颅底，下达第 6 颈椎平面，是呼吸和消化的共同通道。咽前面通鼻腔、口腔和喉，后壁与椎前筋膜相邻，下端相当于环状软骨下缘与食管口相连。

（一）咽

分为鼻咽、口咽和纵向喉咽三部分。

（1）鼻咽（nasopharynx）：从硬腭向后作一假想延长线，此平面以上的咽部称鼻咽，又称上咽。其顶壁与后壁交界处有淋巴组织团块，名腺样体，前方以后鼻孔为界通鼻腔，下方与口咽相通，鼻咽两侧有咽鼓管咽口，约在下鼻甲后方约 1cm 处。咽口后上方有一隆起，称咽鼓管圆枕。圆枕后上方有一凹陷区，称咽隐窝，是鼻咽癌的好发部位，该部位接近颅底之破裂孔，鼻咽恶性肿瘤常沿此途径侵入颅内。咽鼓管周围有散在的淋巴组织，称咽鼓管扁桃体。

（2）口咽（oropharynx）：位于鼻咽以下舌骨延长线以上的部分，一般咽部即称此区。前方经咽峡与口腔相通，咽峡是指上由悬雍垂和软腭游离缘、下由舌背以及两侧由腭舌弓和腭咽弓围成的环形狭窄部分。腭舌弓和腭咽弓之间为扁桃体窝，腭扁桃体位于其中。在腭咽弓的后方有纵向条状的淋巴组织，名咽侧索，咽后壁黏膜下有散在的淋巴滤泡。舌后 1/3 即舌根，上有淋巴组织团块，称舌扁桃体。

（3）纵向喉咽（laryngeal phyarynx）：舌骨延长线以下部分为喉咽，也称下咽，前方通喉，下端在环状软骨下缘平面连接食管，该处有环咽肌环绕。在会厌前方、舌会厌外侧襞与舌会厌正中襞之间，左右各有一会厌谷，异物常停留于此处。两侧构会厌襞的外下方有梨状窝，喉上神经内支经此窝入喉并分布于黏膜下。两侧梨状窝之间、环状软骨板之后方称环后隙，其下方即食管入口。

（二）咽壁的构造

咽壁由内到外有4层，即黏膜层、纤维层、肌肉层和外膜层。

（三）筋膜间隙

在咽壁的后方及两侧，有由颈部筋膜间隙构成的潜在性蜂窝组织间隙。咽部众多的间隙中较重要的有咽后隙及咽旁隙。

（1）咽后隙（retropharyngeal space）：位于椎前筋膜与颊咽筋膜之间，上起颅底，下达第1、2胸椎平面，两侧以薄层筋膜与咽旁隙相隔，中间有咽缝将其分为左右两部分。隙内有疏松的结缔组织和淋巴组织。扁桃体、口腔、鼻腔后部、鼻咽、咽鼓管及鼓室等处的淋巴引流于此，这些部位的炎症可引起咽后壁淋巴结的化脓性感染，脓肿偏于一侧，以小儿多见。

（2）咽旁隙（parapharyngeal space）：也称咽上颌间隙，位于咽后隙的两侧，左右各一。茎突及其附着的肌肉将此间隙分为前后两部分，前隙较小，内与扁桃体毗邻，后隙较大，内有重要的血管、神经和颈深淋巴结上群。

（四）咽的淋巴组织

咽为消化和呼吸的共同通道，具有呼吸功能，吞咽功能，语言功能，防御和保护功能，调节中耳气压功能和免疫功能。其中扁桃体为儿童期活跃的免疫器官，它含有各个发育阶段的淋巴细胞，产生各种免疫球蛋白。扁桃体出生时尚无生发中心，随着年龄增大，特别是3～5岁时，扁桃体显著增大。在儿童早年，扁桃体肥大应视为正常生理现象，青春期后扁桃体逐渐缩小。

二、咽的生理学

咽为呼吸和消化的共同通道，除呼吸、吞咽功能外，还具有协助构语、保护咽淋巴环的免疫等重要功能。

（一）呼吸功能

正常呼吸时空气经由鼻咽、口咽、喉咽、气管、支气管进到肺部，由于鼻黏膜具有血管丰富的海绵状组织，经鼻吸入到肺的空气，其气温已接近体温，湿度已达 75% 饱和点。虽然咽部黏膜的黏液腺和杯状细胞分泌的黏液等也能湿润吸入的空气，但与鼻黏膜相比，咽对吸入空气的调温、调湿作用相对较弱。同时鼻咽黏膜上皮为假复层柱状纤毛上皮，含有杯状细胞，鼻腔黏膜黏液毯有较强的黏稠性，对吸入气流中的尘粒、细菌等有吸附作用；黏液毯中的溶菌酶，具有抑制与溶解细菌的作用；上皮的纤毛运动及吞咽动作将黏液毯不断推向口咽，使黏液被咽下或吐出，由此保持对吸入空气的滤过、清洁作用。

（二）言语形成

咽腔为共鸣腔之一，发音时，咽腔和口腔可改变形状，产生共鸣，使声音清晰、和谐、悦耳，并由软腭、口、舌、唇、齿等协同作用，构成各种语音。正常的咽部结构及发音时对咽部形态大小的相应调整，对清晰、和谐的发音起着重要作用。

（三）防御保护功能

主要通过咽的吞咽、呕吐反射来完成。吞咽时，通过吞咽反射可封闭鼻咽和喉，避免食物吸入气管或反流入鼻腔；但当异物或有害物质接触咽部时，则发生恶心呕吐，有利于排除异物及有害物质。来自鼻腔、鼻窦、下呼吸道的正常或病理性分泌物，或借咽的反射功能吐出，或咽下由胃酸将其中的微生物消灭。

（四）调节中耳气压功能

咽鼓管咽口的开放，与咽肌的运动，尤其是吞咽运动密切相关。吞咽动作不断进行，咽鼓管不断随之启闭，以维持中耳内气压与外界大气压平衡，这是保持正常听力的重要条件之一。

（五）扁桃体的免疫功能

人类的扁桃体、淋巴结、消化道集合淋巴小结和阑尾等均属末梢免疫器官，扁桃体生发中心含有各种吞噬细胞，可吞噬、消灭各种病原体。

同时，扁桃体可以产生多种具有天然免疫力的细胞和抗体，如 T 淋巴细胞、B 淋巴细胞、吞噬细胞及免疫球蛋白等，可以清除、消灭从血液、淋巴或组织等途径侵入机体的有害物质。出生时扁桃体尚无生发中心，随着年龄增长，免疫功能逐渐活跃，特别是 3 ～ 5 岁时，因接触外界变应原的机会较多，扁桃体显著增大，此时的扁桃体肥大应视为正常生理现象。青春期后，扁桃体的免疫活动趋于减退，体积逐渐缩小。

（六）吞咽功能

吞咽动作是一种由许多肌肉参与的反射性协同运动。根据吞咽时食物进入消化道的部位，吞咽过程可分为三期：即口腔期、咽腔期和食管期。吞咽动作一经发动即不能中止。吞咽中枢位于延髓的网状结构内，靠近迷走神经核。参与吞咽反射的传入神经包括来自软腭、咽后壁、会厌和食管等处的脑神经传入纤维。

第二节　咽的检查

一、口咽检查

（1）正确方法：受检者端坐，放松，自然张口，用压舌板轻压舌前2/3处。

（2）观察内容：口咽黏膜有无充血、溃疡、新生物；软腭有无塌陷或裂开，双侧运动是否对称；悬雍垂是否过长、分叉；双侧扁桃体、腭舌弓及腭咽弓有无水肿、充血、溃疡；扁桃体表面有无瘢痕、隐窝口是否有脓栓或干酪样物；咽后壁有无淋巴滤泡增生、肿胀和隆起。

二、鼻咽检查

（1）间接鼻咽镜检查

① 正确方法：受检者端坐，用鼻呼吸以使软腭松弛，检查者左手持压舌板。压下舌前2/3，右手持加温而不烫的鼻咽镜，镜面朝上，由张口之一角伸入口内，置于软腭与咽后壁之间，勿触及周围组织，调整镜面角度观察。

② 观察内容：鼻咽各壁、软腭背面、鼻中隔后缘、后鼻孔、咽鼓管咽口、咽鼓管圆枕、咽隐窝及腺样体；鼻咽黏膜有无充血、粗糙、出血、溃疡、隆起及新生物等。

（2）鼻咽内镜检查：有硬质镜和纤维镜两种。

（3）鼻咽触诊：主要用于儿童。注意后鼻孔有无闭锁及腺样体大小。

第三节　咽的症状学

咽部的症状主要由咽部疾病引起，也可由邻近器官的疾病引起，或是全身疾病的局部表现。主要为咽痛，咽异感症，吞咽困难，声音异常，饮食反流。

一、咽痛

咽部疾患中最常见的症状之一，可分为自发性咽痛和激发性咽痛。咽部感染、创伤、溃疡、异物、恶性肿瘤、茎突过长及某些全身性病变（白血病）等均有不同程度的咽痛，剧烈疼痛多见于急性炎症、咽间隙感染和下咽癌晚期。

二、咽异感症

患者咽部有异物、堵塞、黏附、发痒、干燥等异常感觉，空咽唾液时明显，吞咽食物时反而不明显。常见原因如下。

（1）咽部及其周围组织的器质性病变如：慢性炎症、咽角化症、扁桃体肥大、悬雍垂过长、肿瘤、反流性食管炎等。

（2）功能性因素，常为神经官能症的一种表现，可间歇或持续存在。

三、吞咽困难

分为功能障碍性、梗阻性、瘫痪性 3 种。

四、声音异常

（1）口齿不清与音色改变。

（2）打鼾：睡眠时软腭、悬雍垂、舌根等处软组织随呼吸气流颤动而产生节律性声音。

五、饮食反流

饮食不能顺利通过咽部进入食管而反流到口腔、鼻咽和鼻腔。常见于咽肌麻痹、咽后脓肿、扁桃体周脓肿、食管病变、喉咽部肿瘤及腭裂畸形等。

第四节 咽炎

一、急性咽炎

急性咽炎（acute pharyngitis）是咽黏膜、黏膜下组织和淋巴组织的急性炎症。

（一）病因

（1）病毒感染，以柯萨奇病毒、腺病毒、副流感病毒最多见。

（2）细菌感染，以链球菌、葡萄球菌和肺炎球菌为主。A组乙型链球菌细菌或毒素进入血液，可发生远处器官的化脓性病变，称为急性脓毒性咽喉炎。

（3）物理化学因素。

（二）临床表现

咽部干燥、灼热、轻痛，吞咽时咽痛明显，可有发热、头痛、全身不适感。如为脓毒性咽喉炎，则全身及局部症状严重。咽部黏膜急性充血，腭弓、悬雍垂水肿，咽后壁淋巴滤泡和咽侧索红肿，有时可见淋巴滤泡中央有黄白色点状渗出物，颌下淋巴结轻度肿大、压痛，严重者会厌及杓会厌襞发生水肿。根据病史、症状及体征，可做出诊断，小儿必须注意是否为急性传染病的前驱症状。

（三）治疗

（1）应用抗病毒药物和抗生素或磺胺类药物。

（2）选用疏风解表、清热解毒的中药治疗。

（3）局部用含漱液或含化片减轻咽部症状。

二、慢性咽炎

慢性咽炎（chronic pharyngitis）为咽部黏膜、黏膜下及淋巴组织的弥漫性炎症，按病理类型分为慢性单纯性咽炎、慢性肥厚性咽炎、萎缩性咽炎及干燥性咽炎。

（一）临床表现

主要为咽部不适感，如异物感、干燥、发痒、灼热、微痛等。分泌物黏附于咽后壁，可引起刺激性咳嗽。①慢性单纯性咽炎：黏膜弥漫充血，咽后壁附有黏性分泌物。②慢性肥厚性咽炎：黏膜增厚，弥漫充血，咽后壁淋巴滤泡增生，呈粒状分布或融合成块，咽侧索肥厚。③萎缩性咽炎及干燥性咽炎临床少见，黏膜萎缩变薄，腺体分泌减少。依据临床表现可明确诊断，但需排除鼻、咽、喉、食管、颈部的隐匿性病变。

（二）治疗

（1）去除病因，增强体质。

（2）选用滋阴降火的中药治疗。

（3）局部治疗：①单纯性咽炎常用含漱液或含化片减轻症状；②肥厚性咽炎用硝酸银或电凝固法烧灼增生的淋巴滤泡，但烧灼范围不宜过广，也可用冷冻或激光治疗。

第五节　扁桃体炎

一、急性扁桃体炎

急性扁桃体炎（acute tonsillitis）为腭扁桃体的急性非特异性炎症，常伴有急性咽炎，多发于儿童及青少年。

（一）病因

主要致病菌为乙型溶血性链球菌、葡萄球菌，肺炎球菌和腺病毒也常引起本病。

（二）病理

依其病理变化分为急性单纯性扁桃体炎、急性滤泡性扁桃体炎及急性隐窝性扁桃体炎3型。临床常将后两型统称为急性化脓性扁桃体炎、急性单纯性扁桃体炎（acute simple tonsillitis）；扁桃体炎症仅限于表面黏膜。

急性滤泡性扁桃体炎（acute follicular tonsillitis）：炎症侵及扁桃体实质内的淋巴滤泡，引起充血、肿胀甚至化脓，可于隐窝口之间的黏膜下出现黄白色斑点。急性隐窝性扁桃体炎（acute lacunar tonsillitis）：扁桃体充血、肿胀。隐窝内充塞由脱落上皮、纤维蛋白、脓细胞、细菌等组成的渗出物，并自窝口排出，有时互相连成一片形似假膜，易于拭去。

（三）临床表现

3型扁桃体炎的症状相似。

（1）急性单纯性扁桃体炎：有咽痛、低热和其他轻度全身症状。检查见扁桃体及腭舌弓表面黏膜充血、肿胀，扁桃体实质无显著肿大，表面无渗出物。

（2）急性化脓性扁桃体炎：起病较急，咽痛较重，常反射至耳部，可有恶寒、高热，幼儿可因高热引起抽搐、呕吐或昏睡。检查见咽部弥漫充血，扁桃体肿大，隐窝口有黄白色脓点，脓点融合形成假膜。不超出扁桃体范围，易于拭去，不留出血创面，颌下淋巴结常肿大。

依据上述典型之临床表现可明确诊断。

本病需与咽白喉、樊尚咽峡炎、单核细胞增多症性咽峡炎、粒细胞缺乏性咽峡炎及白血病性咽峡炎相鉴别。

（四）并发症

（1）局部并发症：最常见者为扁桃体周脓肿。

（2）全身并发症：风湿热，急性关节炎、肌炎及急性肾炎等，也可引起急性中耳炎、急性淋巴结炎、咽旁脓肿等。

（五）治疗

（1）本病具有传染性，应适当隔离患者。

（2）注意休息，多饮水，通大便，进流质。

（3）抗菌消炎，青霉素属首选抗生素。

（4）中医中药治疗以清热消肿解毒为主。

（5）局部用含漱液或含化片。

二、慢性扁桃体炎

慢性扁桃体炎（chronic tonsillitis）为扁桃体的慢性炎症，多因急性扁桃体炎反复发作形成，患急性传染病如猩红热、麻疹、流感、白喉等后也可引起本病。

（一）病因及病理

主要病变在隐窝，隐窝黏膜受损，上皮增厚或形成小溃疡，隐窝内积聚上皮细胞、渗出物、白细胞、细菌等混合的干酪样物，溃疡愈合，则形成瘢痕，若开口受阻则隐窝扩张成小囊肿或脓肿。

（二）临床表现

常有急性扁桃体炎反复发作的病史，间歇期无自觉症状。有时有咽干、咽痒、异物感、刺激性咳嗽、口臭等轻微症状，可伴有消化不良、头痛、乏力、低热等症状。小儿如扁桃体过度肥大，可影响呼吸、吞咽。检查可见扁桃体和腭舌弓慢性充血，隐窝口可有黄白色干酪样物溢出。儿童、青年多属生理性扁桃体肥大；成人扁桃体多已缩小，表面见瘢痕、凹凸不平，常伴有颌下淋巴结肿大。

根据反复的急性扁桃体炎发作病史，并结合扁桃体局部情况确诊。扁桃体大小不说明炎症的轻重，切勿将单纯肥大的扁桃体误认为慢性扁桃体炎。

本病需与生理性扁桃体肥大、扁桃体角化症、扁桃体肿瘤相鉴别。

（三）并发症

风湿性关节炎、风湿热、心脏病、肾炎、长期低热等。

（四）治疗

（1）保守疗法：适用于不能手术者。①使用有脱敏作用的细菌制品，如用链球菌变应原和疫苗进行脱敏，以及注射胎盘球蛋白、转移因子等药物增强机体免疫力；②冲洗或吸引扁桃体隐窝积存物，减少细菌繁殖机会；③加强体育锻炼，增强体质和抗病能力。

（2）手术疗法：慢性扁桃体炎以手术切除为主，有剥离法和挤切法两种，后者多用于儿童。

三、扁桃体切除术

（一）适应证

（1）慢性扁桃体炎反复急性发作或多次并发扁桃体周脓肿。

（2）扁桃体过度肥大，妨碍吞咽、呼吸及发音功能。

（3）慢性扁桃体炎已成为引起其他脏器病变的病灶或与邻近器官的病变有关联。

（4）白喉带菌者，经保守治疗无效时。

（5）各种扁桃体良性肿瘤，可连同扁桃体一并切除；对恶性肿瘤则应慎重。

（二）禁忌证

（1）急性炎症时，一般不施行手术，宜在炎症消除后 2 ～ 3 周切除扁桃体。

（2）造血系统疾病及有凝血功能障碍者。

（3）严重全身性疾病，如活动性肺结核等。

（4）妇女月经期和经前期、妊娠期间不宜手术。

（5）在脊髓灰质炎及流感等呼吸道传染病流行季节或地区以及其他急性传染病流行时，不宜施行。

（6）患者亲属中免疫球蛋白缺乏或自身免疫病的发病率高，白细胞计数特别低者。

（三）术后处理

（1）全麻未清醒前应采用半俯卧位。局麻者取平卧位。

（2）术后 4h 进冷流质饮食。

（3）注意出血。

（4）术后第 2 天创面白膜形成。

（5）术后 24h 创口疼痛明显，可适当用镇静、止痛药。

第六节　腺样体炎

一、急性腺样体炎

急性腺样体炎为儿童常见疾病，以 3 ～ 10 岁多见。成人的腺样体多已退化、消失，极少患此病。

（一）病因

多由细菌或病毒感染所致。

（二）临床表现

患儿常突发高热，鼻咽部隐痛，头痛，全身不适。鼻塞严重时用口呼吸，如并发咽炎，则有吞咽痛。如炎症波及咽鼓管，可有轻微耳痛、耳内闷胀、听力减退等，严重者可引起化脓性中耳炎。

（三）检查

使用小儿型纤维鼻咽镜检查，可见腺样体充血肿大，表面有渗出物。鼻腔和口咽有不同程度的急性炎症，咽后壁有分泌物附着。

（四）治疗

（1）卧床休息，多饮水。
（2）及时使用退热剂。
（3）症状较重者选用足量抗生素。
（4）局部使用 0.5% ～ 1% 的麻黄碱滴鼻液滴鼻。

二、腺样体肥大

（一）病因

腺样体为鼻咽部淋巴组织，小儿较发达，10 岁以后逐渐萎缩直至消失。腺样体因炎症的反复刺激而发生病理性增生，称腺样体肥大（adenoidal hypertrophy）。多见于儿童。

（二）临床表现

（1）局部症状。①耳部症状：咽鼓管咽口受阻，将并发分泌性中耳炎，导致听力减退和耳鸣，严重者可引起化脓性中耳炎。②鼻部症状：常并发鼻炎、鼻窦炎，有鼻塞、流涕等症状，说话时有闭塞性鼻音，睡眠时打鼾。③咽、喉及下呼吸道症状：分泌物刺激呼吸道黏膜引起阵发性咳嗽，易并发气管炎。④长期张口呼吸者，影响面骨发育，上颌骨变长，硬腭高拱，牙列不齐，上切牙突出，唇厚，缺乏表情，出现所谓"腺样体面容"（adenoid face）。

（2）全身症状主要为慢性中毒及反射性神经症状。表现为营养发育不良、反应迟钝、注意力不集中、夜惊、磨牙、遗尿等。

（三）诊断

（1）小儿常有急性扁桃体炎和急性腺样体炎的病史，有鼻塞、流涕及听力减退症状。

（2）触诊：用手指作鼻咽触诊，在鼻咽顶和后壁扪及柔软块状物。

（3）鼻咽 X 线侧位片示腺样体肥大。

（四）治疗

（1）一般治疗：注意营养，预防感冒，提高机体免疫力，积极治疗原发病。用 0.5% ～ 1% 的麻黄碱滴鼻液滴鼻，减轻症状。随着年龄的增长，腺样体渐萎缩，病情可缓解或症状消失。

（2）手术治疗：若保守治疗无效，应尽早行手术治疗。

第七节　咽部脓肿

一、扁桃体周脓肿

扁桃体周脓肿（peritonsillarabscess）为扁桃体周围间隙内的化脓性炎症，是急性扁桃体炎最常见的并发症，初起为蜂窝织炎（称为扁桃体周炎），继之形成脓肿。

（一）病因及病理

常继发于急性扁桃体炎，尤其是慢性扁桃体炎急性发作者。由于扁桃体上隐窝的炎症，使窝口堵塞，其中的细菌或炎性产物破坏上皮组织，向深部侵犯，穿透扁桃体被膜，进入扁桃体周围间隙。

常见致病菌有金黄色葡萄球菌、乙型溶血性链球菌、甲型草绿色链球菌和厌氧菌等。

多单侧发病，按发生部位分为前上型和后上型两种，前者多见，脓肿位于扁桃体上极与舌腭弓之间，后者脓肿位于扁桃体与咽腭弓之间，较少见。

（二）临床表现

初起如急性扁桃体炎症状，3～4天后，发热仍持续或加重，一侧咽痛加剧，吞咽时尤甚，疼痛常向同侧耳部或牙齿放射。再经2～3天后，疼痛更剧，吞咽困难，唾液潴留甚至溢出。患者呈急性病容，表情痛苦，颈项强直，头部倾向患侧，口角流涎，语音含混不清，重者因翼内肌受累而张口困难。查体见一侧腭舌弓明显充血，若局部隆起伴张口困难则脓肿已形成。依据上述症状体征，穿刺抽出脓液即可确诊。本病需与咽旁脓肿、智齿冠周炎等疾病鉴别。

（三）治疗

（1）脓肿形成前，按急性扁桃体炎处理，选用足量抗生素及适量糖皮质激素。

（2）脓肿形成后处理如下。①穿刺抽脓：2%丁卡因表面麻醉后，于最隆起处刺入即有脓液抽出。注意方位，进针不可太深，以免伤及咽旁隙大血管。②切开排脓：前上型扁桃体周围脓肿切开排脓的部位可在穿刺获脓处，或选择最隆起和最软处，也可在齐悬雍垂根部的水平线与腭舌弓前缘的假想垂直线的交点作一与腭舌弓平行的切口，切开黏膜及浅层组织后，继用长弯血管钳撑开切口，进入脓腔排脓。后上型扁桃体周围脓肿切开排脓的位置在腭咽弓处。术后第二天，根据局部情况用血管钳再次撑开排脓。③行扁桃体切除术。

二、咽后脓肿

咽后脓肿（retroPharyngeal abscess）为咽后隙的化脓性炎症，按发病机制分为急性和慢性。

（一）病因及病理

（1）急性型：多见于 3 岁以下的婴幼儿的咽后隙化脓性淋巴结炎。其他原因如咽部异物及伤后感染，或邻近组织炎症扩散进入咽后隙，也可导致咽后脓肿。致病菌与扁桃体周脓肿相似。

（2）慢性型：多由咽后隙淋巴结结核或颈椎结核形成的寒性脓肿所致。

（二）临床表现

急性型起病较急，畏寒、高热、咳嗽、吞咽困难、拒食、吸奶时啼哭和呛逆，烦躁不安，说话含糊不清，常有呼吸困难。慢性型起病缓慢，病程较长，多伴有结核病的全身表现，无咽痛，随脓肿的增大渐出现咽部阻挡感。

（三）检查

患者急性病容，患侧或双侧淋巴结肿大、压痛。咽后壁一侧隆起，黏膜充血。颈椎结核引起的脓肿多位于咽后壁中央，黏膜色泽较淡。检查时操作应轻柔，随时警惕脓肿破裂。如发生意外，立即将患儿头部朝下，防止脓液流入气管，发生窒息或引起吸入性肺炎。颈侧 X 线片可发现颈椎前的软组织隆起。若为颈椎结核引起者，可发现有骨质破坏。CT 检查可清晰显示大血管，且有助于脓肿与蜂窝织炎的鉴别。

（四）并发症

（1）窒息与肺部感染。

（2）咽旁脓肿。

（3）出血。

（五）治疗

（1）急性型咽后脓肿：一经确诊，应及早行切开排脓，术后使用足量广谱抗生素控制感染。

（2）结核性咽后脓肿：结合抗结核治疗，经口腔达咽后壁处穿刺抽脓，脓腔内注入链霉素液，但不可在咽部切开。并发颈椎结核者，宜由骨科医师在治疗颈椎结核的同时，取颈外切口排脓。

三、咽旁脓肿

咽旁脓肿（parapharyngealabscess）为咽旁隙的化脓性炎症，早期为蜂窝织炎，继而形成脓肿。

（一）病因

致病菌多为溶血性链球菌，其次为金黄色葡萄球菌、肺炎链球菌等。导致咽旁隙感染的原因主要有：

（1）邻近组织或器官的化脓性炎症；
（2）咽部外伤及异物；
（3）经血流和淋巴系感染。

（二）临床表现

（1）局部症状：咽痛，颈侧剧烈疼痛，吞咽障碍，言语不清。茎突前间隙感染累及翼内肌时，则张口困难。
（2）全身症状：恶寒、高热、头痛乏力、食欲缺乏等，严重时呈衰竭状态。

（三）检查

急性病容，颈部僵直，患侧颌下区及下颌角后方肿胀，触诊坚硬并有压痛。严重时肿胀范围可上达腮腺，下沿胸锁乳突肌延伸，前达中线，后至项部。脓肿形成后，局部可有波动感。病侧扁桃体及咽侧壁突向咽中线，扁桃体本身无病变。

（四）诊断

除根据患者的症状和体征外，颈部 B 超和 CT 可发现脓肿形成。必要时可在病侧肿胀处穿刺抽脓以明确诊断。需与扁桃体周脓肿、咽后脓肿及咽旁肿瘤等鉴别。

（五）并发症

（1）向周围扩展可导致咽后脓肿、喉水肿、纵隔炎等。
（2）颈动脉鞘感染：可导致颈内动脉壁糜烂，引发致命性大出血；若侵犯颈内静脉，可发生血栓性静脉炎或脓毒败血症。

（六）治疗

（1）脓肿形成前：给予足量抗生素和适量糖皮质激素等药物治疗。
（2）脓肿形成后：须切开排脓。

第八节　咽的神经和精神性疾病

一、运动性障碍

（一）软腭瘫痪

（1）病因：可分为中枢性和周围性。前者常见于各种原因引起的延髓病变，如肿瘤、出血或血栓形成、炎性病变、脊髓空洞症、梅毒等，多伴有同侧的唇、舌和喉肌瘫痪；后者以多发性神经炎多见，常伴有感觉性障碍，多见于白喉之后。位于颈静脉孔附近的病变如原发性肿瘤、血肿、转移性淋巴结的压迫引起的软腭麻痹，并合并出现第Ⅸ、Ⅹ、Ⅺ等颅神经的麻痹（颈静脉孔综合征）。

（2）临床表现：单侧软腭瘫痪可无临床症状。双侧者症状明显，出现开放性鼻音，吞咽时食物易逆行入鼻腔，患者不能做吸吮、吹哨动作。

（3）检查：一侧软腭瘫痪，悬雍垂偏向健侧；发声时，患侧不能上举；双侧者软腭松弛下垂，不能动作。

（4）治疗：针对病因治疗。对周围性瘫痪者可用抗胆碱酯酶剂或神经兴奋剂，以及维生素 B_1 治疗。

（二）咽缩肌瘫痪

（1）病因：极少单独出现，常合并其他肌群的瘫痪，多出现在流行性脊髓灰质炎之后。

（2）临床表现：单侧咽缩肌瘫痪表现为吞咽不畅、梗阻感，进流质时明显，易发生呛咳。双侧者出现明显的吞咽困难，若合并喉部感觉或运动障碍可出现误吸。

（3）诊断：单侧者表现为患侧咽后壁如幕布状下垂，并拉向健侧；双侧瘫痪则见咽后壁黏膜上的皱襞消失，咽反射消失；下咽部分泌物潴留。

（4）治疗：①应用营养神经、改善微循环的药物；②防止发生下呼吸道并发症。

（三）咽肌痉挛

有强直性咽肌痉挛和节律性咽肌痉挛两种类型。

二、感觉性障碍

（一）咽感觉减退或缺失

常与喉部感觉、运动性障碍同时出现。

（1）临床表现：口咽部的感觉缺失，患者多无明显症状，若感觉完全丧失，咬破舌头或颊黏膜而无自觉症状，故常有口腔黏膜糜烂。累及下咽或喉部时，进食或饮水呛咳，严重时可发生吸入性肺炎。

（2）诊断：检查咽反射功能减退或消失。根据症状和检查较易诊断。

（3）治疗：针对病因治疗。功能性疾病引起者，可用钙剂、维生素类药物、喉部理疗等。

（二）舌咽神经痛

（1）临床表现：为一侧咽部、舌根及扁桃体区发作性疼痛。痛起突然，为针刺样剧痛，可放射至同侧舌和耳根部，持续数秒至数十秒，伴有唾液分泌增加。说话、吞咽、触摸患侧咽壁及下颌角均可诱发。以丁卡因麻醉咽部可减轻或制止发作。

（2）治疗：应用镇痛剂、镇静剂、表面麻醉喷雾均可减轻疼痛和缓解发作。局部封闭疗效快。也可口服卡马西平、苯妥英钠等。发作频繁或症状剧烈、保守治疗无效者可通过颅内、颅外途径切断舌咽神经。

（三）咽异感

常泛指除疼痛以外的各种咽部异常感觉。

（1）病因。①咽部疾病：各种炎症、扁桃体及会厌病变等。②咽邻近器官的疾病：茎突过长、甲状软骨上角过长、咽侧间隙和颈部肿块、喉部疾病（慢性喉炎、喉部良恶性肿瘤等）、口腔疾病等。③远处器官的疾病：消化道疾病、心血管系统疾病、肺部疾病、膈疝等。④全身因素：严重的缺铁性贫血、自主神经功能失调、长期慢性刺激（如烟、酒、粉尘和化学药物）、更年期内分泌失调等。⑤精神因素和功能性疾病：无器质性疾病，主要由大脑功能失调引起。

（2）临床表现：多见于 30 ～ 40 岁的女性。咽部或颈中线阻塞感、烧灼感、痒感、紧迫感、黏着感等。吞咽饮食无碍。病程长者常伴焦虑、急躁、紧张等症状，其中以恐癌症多见。

（3）检查：①排除器质性病变；②仔细检查咽部；③邻近器官或全身检查。

（4）治疗。①病因治疗：针对各种病因进行治疗。②心理治疗：排除器质性疾病后，耐心解释，消除患者心理负担。③对症治疗：避免烟、酒、粉尘等，服用镇静剂。颈部穴位封闭治疗。中医中药治疗。

第九节　咽肿瘤

一、鼻咽纤维血管瘤

鼻咽纤维血管瘤（angiofibroma nasopharynx）为鼻咽部最常见的良性肿瘤，常发生于 10 ～ 25 岁的青年男性，由致密的结缔组织、大量弹性纤维和血管组成，又称"男性青春期出血性鼻咽纤维血管瘤"。病因不明。

（一）病理

肿瘤起源于枕骨底部、蝶骨体及翼突内侧的骨膜。瘤体由胶原纤维及多核成纤维细胞组成网状基质，其间分布大量管壁薄且无收缩力的血管，受损后极易出血。肿瘤常向邻近组织扩张生长，通过裂孔侵入鼻腔、鼻窦、眼眶、翼腭窝及颅内。

（二）临床表现

（1）阵发鼻腔或口腔出血：常为首发症状。
（2）鼻塞：肿瘤阻塞后鼻孔所致。
（3）其他症状：瘤体不断增长引起邻近骨质压迫吸收和相应器官的功能障碍；肿瘤侵及邻近结构出现相应症状，如侵入眼眶可出现眼球突出，视神经受压，视力下降；侵入翼腭窝可引起面颊部隆起；侵入鼻腔可引起外鼻畸形；侵入颅内压迫神经可引起头痛、脑神经瘫痪。

（三）检查

（1）前鼻镜检查。

（2）间接鼻镜检查：鼻咽部圆形或分叶状红色肿瘤，表面光滑，富有血管。

（3）触诊：尽量少用，应轻柔以免引起大出血。

（4）CT 和 MRI：可显示瘤体位置、大小、形态，了解其范围及与周围的关系。

为减少术中出血，术前可行 DSA+ 血管栓塞。

（四）诊断

不宜活检，以免引起大出血。常需与后鼻孔出血性息肉、鼻咽部脊索瘤、鼻咽部恶性肿瘤鉴别。最后诊断依靠术后病理。

（五）治疗

主要采取手术。

二、鼻咽癌

鼻咽癌是我国高发恶性肿瘤之一，发病年龄在 40～60 岁，男多于女。

（一）病因

尚未明确，可能与遗传因素、病毒感染（主要是 EB 病毒）、环境因素等有关。

（二）临床表现

由于鼻咽位置隐蔽，鼻咽癌的早期症状复杂，本病易被漏诊或误诊。其常见症状如下。

（1）鼻部症状，早期常为回缩性涕血或擤带血鼻涕，肿瘤阻塞后鼻孔出现单侧鼻塞，增大时可造成双侧鼻塞。

（2）耳部症状：肿瘤压迫咽鼓管口引起同侧鼓室积液，导致耳鸣、耳闷、听力下降。

（3）颈淋巴结肿大：早期即可出现颈淋巴结转移，首发部位为颈深淋巴结上群：开始为单侧，继而发展为双侧。肿块无痛，质较硬，活动度差，迅速增大并固定。其后，颈深淋巴结中、上群相继累及，并融合成巨大肿块。

（4）脑神经症状：肿瘤破坏颅底或累及三叉神经可引起头痛。疼痛偏于病侧的颞、顶部或枕部，早期为间歇性，部位不固定，晚期则为部位固定的持续性头痛；肿瘤经破裂孔进入颅内，常侵犯第Ⅴ、Ⅵ脑神经，继而可累及第Ⅳ、Ⅲ、Ⅱ脑神经，出现偏头痛、面部麻木、复视、视物模糊、睑下垂、眼外肌麻痹，甚至眼球固定或失明。肿大的颈深淋巴结也可能压迫颅底的第Ⅸ、Ⅹ、Ⅻ脑神经，出现软腭麻痹、声嘶、伸舌偏斜等。

（5）远处转移：晚期可出现其他部位转移，如肺、肝、骨骼等处，出现相应的症状。

（三）检查

鼻咽癌好发于咽隐窝及鼻咽顶后壁。可用间接鼻咽镜或纤维鼻咽镜进行检查。

早期可见局部黏膜粗糙不平，并有小结节及肉芽样肿物。肿瘤渐发展为菜花型、结节型、溃疡型或黏膜下型等不同临床类型。X线颅底拍片有助于了解骨质有无破坏。CT可显示鼻咽软组织及颅底骨质的变化，并可通过增强扫描提供鉴别诊断的信息，对鼻咽癌诊断有重要价值。

（四）诊断

遇有上述症状者，应仔细检查鼻咽，对可疑病例及时施行活检，必要时可重复进行。活检取材有经鼻腔和经口腔两种方法，细胞学涂片检查可发现早期溃疡浸润病变。由于鼻咽癌患者的EB病毒抗体远较其他恶性肿瘤及正常人高，病毒壳抗原——免疫球蛋白A（VCA-IgA）抗体测定为普查筛选本病及治疗后随访的重要手段。临床上，鼻咽癌可能被误诊为颈淋巴结核、霍奇金病、三叉神经痛、非化脓性中耳炎等，应注意鉴别。

（五）治疗

治疗原则：以放疗为主，根据病情可辅以综合治疗，有适应证的患者可考虑手术治疗。

（1）放疗：应用^{60}Co或直线加速器放疗，颈部转移淋巴结宜用深部X线照射。

（2）综合治疗：放疗前可根据病情辅以中医辨证治疗、化学药物治疗、免疫治疗等，可提高疗效、改善全身情况和减轻放疗反应。

（3）手术治疗适应证有：①放疗后局部复发或有残留的病灶；②对放疗不敏感的肿瘤，如腺癌；③放疗无效的颈部局限性肿块。

第十节　咽异物、咽灼伤、咽狭窄和闭锁

一、咽异物

（一）病因

（1）匆忙进食误咽鱼刺、肉骨、果核等。

（2）儿童口含玩物哭闹、嬉笑，或跌倒时异物坠入喉咽部。

（3）精神异常、昏迷、酒醉或麻醉未醒时发生误咽。

（4）老年人义齿松脱坠入下咽。

（5）企图自杀者，有意吞入异物。

（6）医疗手术中误将止血棉球、纱条留置于鼻咽部或扁桃体窝中，未及时清除而形成异物。

（二）临床表现

（1）咽部异物刺痛感，吞咽时明显，位置较固定。

（2）血性唾液。

（3）吞咽及呼吸困难。

（4）异物大多存留在扁桃体窝内、舌根、会厌谷、梨状窝等处，鼻咽部少见。

（三）诊断

问病史、口咽视诊、间接喉镜、鼻咽镜检查，一般能做出诊断。X 线片可发现不透 X 线异物。

（四）治疗

取出异物，对已感染者应用抗生素控制炎症。

二、咽灼伤

分热灼伤和化学灼伤两大类。

（一）临床表现

伤后即出现口腔、咽喉疼痛，吞咽痛，咽下困难，继而流涎、咳嗽，如有喉水肿，则声嘶、呼吸困难。检查见口腔、咽部黏膜起泡、糜烂、表面白膜形成，重度灼伤者，2～3周后可因瘢痕粘连而致咽喉狭窄，甚至闭锁。

（二）治疗

（1）呼吸困难渐重者随时准备气管切开。
（2）化学灼伤者给予中和疗法。
（3）应用抗生素控制感染。
（4）应用糖皮质激素预防和缓解喉水肿，抑制结缔组织增生。
（5）轻度灼伤者，局部涂抹 3% 鞣酸石蜡油或紫草油等，保护创面。

三、咽狭窄和闭锁

（一）病因

（1）外伤：咽部灼伤、手术损伤等。
（2）特异性感染，如结核、梅毒、硬结病、麻风等。
（3）先天异常。

（二）临床表现

鼻咽狭窄或闭锁者，鼻呼吸困难、张口呼吸、发声时呈闭塞性鼻音、鼻分泌物存留鼻腔、嗅觉减退等；口咽和喉咽狭窄者常有吞咽、进食困难、呼吸不畅、吐字不清等。病程长者可有营养不良。

（三）诊断

经询问病史、口咽视诊，间接喉镜、鼻咽镜检查，一般能做出诊断。X 线片、碘油造影可明确闭锁范围及厚度。疑为特异性感染者需行血清学、病原学和病理学检查。

（四）治疗

手术修复。

第十一节　阻塞性睡眠呼吸暂停低通气综合征

阻塞性睡眠呼吸暂停低通气综合征（OSAHS）：一般是指睡眠时上呼吸道阻塞所致的综合征，多导睡眠呼吸监测睡眠呼吸紊乱指数 ≥ 5，或每夜7h 睡眠中，有 30 次以上呼吸暂停和低通气，每次呼吸暂停时间至少在 10s以上，血氧饱和度下降 ≥ 4%。

一、病因

（1）解剖学因素：由于鼻、喉、舌、舌骨、颅骨等因素造成的上气道狭窄和阻塞。

（2）肥胖。

（3）脂代谢紊乱。

（4）内分泌紊乱。

（5）老年性改变等因素造成肌张力减弱，致使咽壁松弛塌陷，引起打鼾和阻塞性睡眠呼吸暂停低通气综合征。

（6）遗传因素：有家族史或家族聚集现象。

二、临床表现和检查

睡眠后鼾声大作，伴憋气、呼吸暂停；白天嗜睡、记忆力减退、注意力不集中；睡时躁动、多梦、遗尿、阳痿、晨起头痛等。严重者可并发高血压、心律失常、心肺功能衰竭等。对 OSAHS 患者应进行多导睡眠呼吸监测，可通过多导睡眠图（poly somnogarphy,PSG）了解患者睡眠时机体的变化以及睡眠呼吸暂停的性质和程度，比较治疗前后的各项指标的改变。

三、PSG 诊断标准

睡眠中，口鼻无气流通过而胸腹呼吸运动存在每次超过 10s 为呼吸暂停；呼吸气流下降 50% 及以上，血氧饱和度下降 4% 及以上为低通气。呼吸暂停指数（apnea index，AI）为每小时呼吸暂停次数；低通气指数（hypopnea index，HI）为每小时低通气次数，睡眠呼吸紊乱指数（apnea and hypopnea index，AHI）指每小时呼吸暂停和低通气次数之和。阻塞性睡眠呼吸暂停低通气综合征患者 AHI $\geqslant$ 5 或每夜 7h 睡眠中有 30 次以上呼吸暂停和低通气。

四、诊断

根据临床症状和 PSG 检查结果，可明确诊断。

五、治疗

（1）非手术治疗：①调整睡姿如尽量侧卧，减少舌后坠；②药物治疗，如睡前服用抗抑郁药；③减肥；④鼻腔持续正压通气（nasal continuous positive airway pressure，NCPAP）。

（2）手术治疗：消除病因，鼻息肉、鼻中隔偏曲者，摘除息肉，矫正鼻中隔。气管切开术是最早使用和有效的治疗方法，近年来常用悬雍垂腭咽成形术（uvulopalatopharyngoplasty，UPPP）或腭咽成形术（PPP），可增加软腭、扁桃体窝和咽后壁间的空间，以减少上呼吸道的阻力，故术后打鼾减轻甚至消失。

第四章　喉科学

第一节　喉的应用解剖学及生理学

喉位于颈部正中，上通喉咽，下连气管，其上端是会厌上缘，下端为环状软骨下缘。软骨构成喉的支架，喉软骨共9块，包括甲状软骨（thyroid cartilage）、环状软骨（cricoid cartilage）、会厌软骨（epiglottic cartilage）及成对的杓状软骨（arytaenoidea cartilago）、小角软骨（corniculate cartilage）和楔状软骨（cuneiform cartilage）。甲状软骨由双侧对称的甲状软骨板在正中线融合而成，并向前突出形成喉结，上缘的"V"形凹陷称为甲状软骨上切迹（thyroid notch），甲状软骨板的后缘上、下角状突起名为上角和下角，其中下角的内侧面与环状软骨的后外侧面形成环甲关节（cricothyroid joint）。环状软骨为喉气管中唯一完整的软骨环，对保持呼吸道通畅至关重要。会厌软骨位于喉的上部，吞咽时盖住喉入口，以防止食物进入喉腔。杓状软骨与环状软骨上缘形成环杓关节（cricoarytenoid joint），并通过关节的滑动和旋转带动声带的内收和外展。喉各软骨之间，喉和周围组织如舌骨、舌、气管之间均有纤维韧带互相连接，包括甲状会厌韧带（thyroepiglottic ligament）、环甲关节韧带（capsular ligament of cricohyroid）、环杓后韧带（posterior cricoarytenoid ligament）、舌骨会厌韧带（hyoepiglottic ligament）、环气管韧带（cricotracheal ligament）、甲状舌骨膜（thyrohyoid mem- brane）、环甲膜（cricothyroid membrane）等。喉弹性膜左右各一，又被喉室分为上方的方形膜（quadrangular membrane）和下方的弹性圆锥（elastie cone）。方形膜的上缘构成杓会厌韧带，下缘构成室韧带。弹性圆锥上缘构成声韧带，下方构成环甲膜。喉部的肌肉分为喉内肌与喉外肌。喉外肌按功能分为升喉肌群和降喉肌群，前者有甲状舌骨肌、下颌舌骨肌、二腹肌、茎突舌骨肌，后者有胸骨甲状肌、胸骨舌骨肌、肩胛舌骨肌、中咽缩肌及下咽缩肌。喉内肌按功能分为 4 组。①声带外展肌：环杓后肌（posteriorcricoarygenoid muscle）。②声带内收肌：环杓侧肌（lateral cricoarytenoid muscle）和杓肌（arytenoid muscle）。③声带紧张肌：环甲肌（cricothyroid muscle）。④声带松弛肌：甲杓肌（thyroarytenoid muscle）。另使会厌活动的肌肉包括杓会厌肌（aryepiglottic muscle）和甲状会厌肌（thyroepiglottic muscle），前者使喉入口关闭，后者相反。喉部黏膜大多为假复层柱状纤毛上皮，仅声带、会厌舌面的大部及杓会厌皱襞的黏膜为复层扁平上皮。在声带边缘上皮层和声韧带之间，存在一潜在间隙，名 Reinke 间隙，此处易发生局限性水肿，继而发展成为声带息肉。喉腔中两侧声带对应的区域为声门区（glottic portion），其上方喉腔为声门上区（supraglottic portion），下方喉腔为声门下区（infraglottic portion）。声门上区的杓状隆突、杓会厌皱襞及会厌游离缘围成喉入口（laryngeal inlet）。声门旁间隙的范围：前外界是甲状软骨，内下界是弹性圆锥，后界为梨状窝黏膜。喉的动脉主要包括：甲状腺上动脉的喉上动脉（superior laryngeal artery）和环甲动脉（cricothyroid artery），分别供应喉上部和环甲膜周围血运；甲状腺下动脉的喉下动脉（inferior laryngeal artery）供应喉下部血运。静脉伴行各动脉，并汇入甲状腺上、中、下静脉。

喉的淋巴引流以声门区为界，分为声门上区组和声门下区组。声门区淋巴管甚少。声门上区组引流至颈深上淋巴结，声门下区组经喉前淋巴结、气管周围淋巴结，最后引流至颈深下淋巴结。

喉的神经为喉上神经（superior laryngeal nerve）和喉返神经（recurrent laryngeal nerve），两者均为迷走神经分支。喉上神经分出内支和外支，内支分布于声门上区黏膜，为感觉神经；外支支配环甲肌的运动。喉返神经支配其余全部喉内肌的运动。

小儿喉部的解剖特点：①喉黏膜下组织疏松，声门区较狭小；②喉位置较成人高；③喉软骨尚未钙化。

喉有四大生理功能。①呼吸功能：喉部是呼吸通道的重要组成部分，声门裂是呼吸道中最为狭窄的部分。正常情况下，中枢神经系统通过喉神经控制声带运动，声带的运动可改变声门裂的大小。②发音功能：发音的主要部位是声带。③保护下呼吸道功能：吞咽时关闭喉腔防止误吸，并有咳嗽反射将进入呼吸道的异物咳出。④屏气功能：增强胸腔和腹腔的压力来完成咳嗽、呕吐等动作。此时声带内收、声门紧闭，即为屏气。

第二节 喉的检查

喉的外部检查包括视诊和触诊。前者观察喉体形态、位置有无异常，后者检查喉摩擦音及喉组织结构有无异常变化。

间接喉镜（indirect mirror）是最为常用的喉腔检查方法，纤维喉镜（fibrolaryngo scope）和电子喉镜能够提供更为完整、清晰的喉腔图像。直接喉镜（direct mirror）和支撑喉镜更多地用于喉部的手术治疗中。

动态喉镜（频闪喉镜，stroboscope）适于观察声带的精细运动。嗓音疾病评估仪则可能对患者的发音进行定量分析。

适用于喉的影像学检查手段包括 X 线检查、CT 及 MRI，对喉外伤、喉肿瘤等喉部疾病的诊断有重要价值。

第三节 喉的症状学

声音嘶哑（声嘶，hoarseness）表示病变已影响到声带，程度可以自声音变化到完全失声。病因包括支配运动神经损伤、喉部病变及癔症性声嘶。吸气性呼吸困难表现为吸气时间延长，胸廓周围软组织凹陷，常见于喉部阻塞性病变，如发育畸形、炎症、肿瘤、异物等，也见于喉痉挛及双侧喉返神经麻痹。

喉喘鸣（laryngeal stridor）是喉气管阻塞时患者用力吸气发出的特殊声音，是提示喉存在阻塞性病变的典型症状。

喉痛可由各种喉疾病引起。咯血（hemoptysis）应与呕血相鉴别。常见咯血的喉部疾病主要有喉癌、喉结核、喉血管瘤及喉异物。吞咽困难可继发于喉痛或喉的下呼吸道保护功能障碍，常见原因有急性会厌炎、喉结核、喉癌晚期等。

第四节　喉的先天性疾病

先天性喉蹼为胚胎发育期双侧声带分离不完全所致。主要表现为声嘶，严重者出现喉阻塞表现。治疗应尽早切除喉蹼，保证呼吸道通畅。

先天性喉软骨畸形常见为会厌软骨、甲状软骨和环状软骨畸形，症状以喉阻塞为主，治疗措施应根据呼吸困难情况决定，包括气管切开、喉整形等措施。

先天性喉喘鸣是由于喉软骨软化（laryngomalacia）或杓会厌皱襞软弱等原因，造成吸气时喉腔塌陷，使喉腔变窄，出现喉阻塞表现，但无声嘶。症状较轻时不需处理，呼吸困难明显应行气管切开。

第五节　喉外伤

闭合性喉外伤多为外界暴力打击喉部所致，可出现软骨骨折、黏膜损伤、声带断裂、环杓关节脱位等结果。表现为喉痛、声嘶、咯血等，严重者可有颈部皮下气肿、呼吸困难等表现。软骨骨折、关节脱位需手术整复，呼吸困难明显者需气管切开。其他情况可药物对症治疗。

开放性喉外伤包括切伤、刺伤、火器伤等。表现为出血、休克、皮下气肿、呼吸困难、声嘶、吞咽困难等。治疗首先应止血、抗休克和解除呼吸困难，并尽早进行清创、缝合和喉整复手术。喉烫伤和烧灼伤常为头面部烫伤和烧灼伤的合并损伤。根据合并下呼吸道损伤程度分为轻、中、重三型。轻型仅局限于声门区以上，中型损伤在气管隆突水平以上，重型达支气管和肺泡。治疗：轻型以抗感染、抗炎症治疗为主，中型应准备气管切开，重型需综合治疗。

喉插管损伤是气管内插管引进的医源性喉损伤。常见有损伤性肉芽肿（traumaticgranuloma of larynx）和环杓关节脱位（dislocation of cricoarytenoid joint）。前者多在插管后 2～8 周出现，女性多见。声嘶为主，查体声带中、后 1/3 交界处有息肉样肿物，需手术摘除。后者表现为全麻术后，将插管拔掉后患者立即出现声嘶或失音，应及早行环杓关节拨动法进行复位。

第六节　喉的急性炎症

急性会厌炎（acute epiglottitis，急性声门上喉炎）是一种危及生命的急性感染性疾病，以细菌感染为主，也可继发于变态反应。根据病理变化分为急性卡他型、急性水肿型和急性溃疡型。主要表现为剧烈咽喉痛，吞咽时加重，伴有高热，严重者可有呼吸困难。查体见会厌明显充血、肿大。治疗原则：及时应用足量抗生素和糖皮质激素，呼吸困难无改善时气管切开。

急性喉炎（acute laryngitis）常发生于感冒之后，病因以病毒感染为主，也可发生于用声过度，吸入有害气体、粉尘等情况。症状以声嘶为主，伴有咳嗽、咳痰或喉痛。查体可见喉黏膜弥漫性充血，声带尤为明显，但声带运动正常。治疗以声带休息为主，辅助以超声雾化治疗。

小儿急性喉炎（acute laryngitis in children）好发于6个月至3岁的儿童，临床表现以急性喉阻塞为主。多继发于上呼吸道感染，主要症状为声嘶、犬吠样咳嗽、吸气性喉喘鸣、吸气性呼吸困难。如治疗不及时，可因呼吸困难致呼吸循环衰竭而死亡。诊断以症状和体征为主，应及早使用足量抗生素和糖皮质激素，重度喉阻塞及时行气管切开，并加强支持治疗。

小儿急性喉气管支气管炎（acute laryngotracheobranchitis）是上、下呼吸道急性弥漫性疾病，好发于2岁以下儿童。冬季多见。为急性喉炎的表现加上气管及支气管炎的临床表现，但全身症状更重，并且出现吸气呼气均有困难。胸部听诊、X线检查均可提示肺部炎症。治疗多需进行气管切开，并足量应用抗生素和糖皮质激素，加强全身支持治疗。

第七节　喉的慢性炎症

慢性喉炎（chronic laryngitis）是指喉部慢性非特异性炎症，根据病理变化又分为慢性单纯性喉炎（chronic simple laryngitis）、肥厚性喉炎（hypertrophic laryngitis）和萎缩性喉炎（atrophic laryngitis）。主要与用声过度、长期吸入有害气体或粉尘、呼吸道慢性炎症刺激有关，急性喉炎迁延不愈亦可演变成为慢性喉炎。主要表现为长期的波动性的声嘶和喉部不适、干燥等。根据具体病理类型不同，喉镜检查可发现喉黏膜慢性充血、声带肥厚、室带肥厚或喉黏膜变薄等。治疗以病因治疗为主，并辅以雾化吸入、中药等疗法。

声带小结（vocal nodules）多见于职业用声或用声过度的人，系长期用声过度或用声不当造成的。主要表现为声嘶，喉镜检查可见双侧韧带前中 1/3 交界处有对称性结节状隆起，发声时影响声门闭合。早期声带小结通过禁声可消失，保守治疗无效者需行手术摘除。

声带息肉（polyp of vocal cord）多为发声不当或过度发声所致，也可为一次强烈发声之后所引起。主要的病理改变是声带的任克间隙早期发生局限性水肿，并脱垂演变成为息肉。表现为长期声嘶，息肉较大者可引发喉阻塞表现。喉镜下可见一侧声带前、中 1/3 附近有半透明、白色或粉红色的肿物，表面光滑，可有蒂，也可是整个声带弥漫性息肉样变。治疗以手术切除为主。

喉关节炎（laryngeal arthritis）包括环杓关节炎和环甲关节炎，常继发于全身其他部位关节炎症或喉外伤。表现为吞咽及讲话时加重的喉痛，伴有声嘶。喉镜下环杓关节炎表现为患侧杓区黏膜肿胀充血，明显触痛，患侧声带运动受限或固定；环甲关节炎患侧声带松弛，声门闭合不良，颈部触诊环甲关节部位有触痛。治疗以对因治疗为主，环杓关节固定者应行杓状软骨拨动术，环甲关节炎可行环甲关节推拿治疗。

第八节　喉的神经和精神性疾病

感觉过敏（laryngeal hyperesthesia）、感觉异常（laryngeal paresthesia）多因喉部炎症、长期嗜烟酒以及邻近器官通过迷走神经反射所致。表现为喉部不适、异物感明显，常有反射性呛咳。喉镜检查无明显异常发现。充分排除器质性疾病后可进行心理治疗。喉感觉减退（laryngeal anaesthesia）及缺失系喉上神经病变，常伴有喉肌瘫痪，据病因分为中枢性疾病和周围神经疾病引起。单侧喉感觉减退可无症状，双侧则在吞咽时出现误吸。以对因治疗为主，辅以吞咽锻炼。

喉麻痹（laryngeal paralysis），是支配喉肌的运动神经受损引起的声带运动障碍。按病变部位分为中枢性和周围性两种（发生率 10：1），前者为颅内病变导致的神经功能障碍，后者是颈、胸部病变影响迷走神经或喉返神经所致，常见原因包括外伤、肿瘤、炎症、中毒等。由于左侧迷走神经与喉返神经行程较右侧长，故左侧发病率较右侧约多1倍。根据损伤情况分为3型。①喉返神经麻痹：多为单侧麻痹，又以左侧麻痹多见。喉镜下喉返神经不全麻痹时吸气时病侧声带居旁正中位不能外展，但发音时仍能闭合，完全损伤则声带固定于旁正中位。单侧喉返神经麻痹以声嘶为主，双侧则出现明显呼吸困难及误呛。②喉上神经麻痹：一侧麻痹时喉镜下声门偏斜，其中前联合偏向健侧，后联合偏向患侧，并伴有声带皱缩，边缘呈波浪状，双侧麻痹因喉黏膜感觉缺失易致吸入性肺炎。③混合性喉麻痹：喉返神经和喉上神经全部麻痹，声嘶明显，喉镜下声带居于中间位。

治疗原则：①寻找病因，对因治疗；②恢复或改善喉功能。

喉痉挛（laryngeal spasm），多见于2～3岁婴幼儿，也可见于成人。小儿喉痉挛可能与血钙过低有关，成人喉痉挛与局部刺激神经系统疾病有关。表现为夜间突然发生咽气性呼吸困难，多在深吸气后症状迅速消失；可反复发生，发作时及发作后均无声嘶；喉镜检查多无异常。治疗可补充钙剂及应用维生素D。

功能性失声（hysterical aphonia，癔症性失声）多见于青年女性，发生与心理因素有关，表现为突然失声或仅能发出耳语声，但咳嗽时发音正常。喉镜检查见声带处于轻度外层位，咳嗽或发笑时声带能内收；诊断需排除喉部器质性病变，治疗以暗示疗法为主。

第九节 喉肿瘤

喉乳头状瘤（papilloma of larynx）是喉部最常见的良性肿瘤，10岁以下儿童多见。儿童喉乳头状瘤多数为多发性，极易复发，随年龄增长有自限趋势。成人喉乳头状瘤有癌变可能。病因：大多认为与喉乳头状瘤病毒（HPV）感染有关。表现为进行性声嘶，严重者出现喉阻塞症状。喉镜下可见喉内有淡红色或暗红色，表面不平，呈乳头状的肿瘤生长。二氧化碳激光切除肿瘤是目前最为常用的治疗方法。

喉血管瘤（hemangioma of larynx）分为毛细血管瘤和海绵状血管瘤两种类型，前者多见，呈红色或略紫、表面光滑的肿瘤，后者色暗红，表面高低不平，可延及颈部皮下。表现为出血、声嘶等。可用冷冻、激光等疗法治疗。

喉纤维瘤（fibroma of larynx）多发生于声带前中部，圆形或椭圆形，表面光滑，色灰白或淡红，质硬。治疗以手术切除为主。喉神经纤维瘤

（neurofibroma of larynx）好发于杓会厌皱襞或室带等处，表现类纤维瘤，需行手术切除。

喉癌（carcinoma of laryx）是喉部最常见的恶性肿瘤，高发年龄在50～70岁。病因：可能与长期吸烟、饮酒、空气污染、病毒感染等因素有关。喉癌前病变，如喉白斑病、声带重度不典型增生、成人型慢性肥厚型喉炎及成人型喉乳头状瘤等有可能演变成喉癌。病理类型以鳞状细胞癌为主，其中声带癌约占60%，声门上癌占30%，声门下癌占6%。喉癌的扩散主要以直接扩散和淋巴转移为主，声门上型易向颈深上组位于颈总动脉分叉处淋巴结转移，声门型转移较晚；声门下型常向气管前或气管旁淋巴结转移。临床表现如下。①声门上型：早期常无显著症状，仅有喉部不适或异物感。癌肿破溃时可出现咽喉疼痛，吞咽时明显。向下侵犯声门区时可出现声嘶、呼吸困难等表现。②声门型：早期为声嘶，肿瘤增大可引起呼吸困难。③声门下型：早期症状不明显，肿瘤溃烂时可出现咳嗽或痰中带血。肿瘤增大可阻塞声门下腔出现呼吸困难，向周围扩展可侵犯声带、食管、甲状腺等出现相应表现。④声门旁型（跨声门型）：指原发于喉室的癌肿，跨越声门上区及声门区，以广泛浸润声门旁间隙为特点。诊断需进行活检，并通过各种检查手段明确肿瘤浸润、转移情况，以决定治疗方案。治疗主要是手术加放疗的综合治疗。手术原则：是在彻底切除癌肿的前提下，尽可能保留或重建喉的功能，以提高患者的生存质量。可根据肿瘤浸润范围选择喉部分切除术或喉全切除术，并辅助以必要的颈清扫术。放疗适用于较小的肿瘤或不宜手术治疗的患者。

第十节　喉的其他疾病

喉异物（foreign body in larynx）常见于5岁以下幼儿，多因口含异物或进食时，突然大声讲话或哭笑将异物吸入喉部。异物进入喉腔立即引起剧烈咳嗽及喉痉挛，出现呼吸困难，如异物嵌在喉腔内可致窒息死亡，不完全阻塞出现不同程度的呼吸困难与喉喘鸣。明确诊断后须尽早在直接喉镜下取出异物。

喉水肿（edema of larynx）可因变态反应、遗传性血管神经性水肿、咽喉局部感染损伤等病症引起。表现为迅速进展的喉阻塞症状，喉镜下见喉黏膜深红色水肿，表面发亮，无异物或新生物。治疗应立即全身或局部应用足量糖皮质激素，重度喉阻塞者应行气管切开术，寻找病因并对因治疗。

喉囊肿分喉气囊肿（laryngocele）和黏液囊肿（mucocele of larynx）。喉气囊肿为喉室小囊的病理性扩张，体积常随呼吸改变。根据扩张方向分为喉内型、喉外型和混合型。喉内型在喉镜下可见一侧室带膨出，遮盖同侧声带；喉外型表现为颈部囊性肿物，用手挤压可渐缩小。喉黏膜囊肿因黏膜下黏液腺管阻塞所致，多见于会厌舌面，较小无症状，增大可引起喉部不适，严重者可出现呼吸困难。喉镜下可见半球形，表面光滑的肿物，穿刺能吸出乳白或褐色液体。治疗均为手术切除。

喉角化症（keratosis of larynx）是喉黏膜上皮异常角化所致，可能与慢性刺激有关，表现为喉部不适、异物感及声嘶，喉镜下可发现喉黏膜慢性充血，表面有白色点状锥形突起，其周围有充血区，拭之易脱落。一般不需特殊治疗，较重者可手术清除。

喉白斑病（leukoplakia of larynx）多发生于声带。系黏膜上皮片状角化增生，被认为是癌前病变。主要症状是声嘶，喉镜下可在一侧声带发现一层微凸但表现平整的发白斑片，不易拭去，声带运动良好。应密切观察，服用维生素 A 等治疗，久治不愈者需手术清除。

喉淀粉样变（淀粉样瘤，amyloidosis of larynx）因喉部组织退行性变引起，症状为声嘶、干燥感和刺激性咳嗽，喉镜下可见喉黏膜表面暗红色肿块，亦可呈弥漫性上皮下浸润，声门裂明显变窄。治疗以手术切除为主。

喉狭窄（stenosis of larynx）是各种原因所致的喉部瘢痕组织形成，喉腔变窄或闭锁的情况，常继发于外伤、烧伤、炎症等。按发生部位分为声门上狭窄、声门狭窄及贯声门狭窄。按狭窄程度分为4度（Cotton分类法）。①1度：气道阻塞小于径腔的70%。②2度：气道阻塞径腔达70%～90%；③3度：气道阻塞超过径腔的90%，但仍有间隙或完全性阻塞仅局限于声门下。④4度：气道完全性阻塞。症状以呼吸困难为主。根据具体发生原因、狭窄部位、程度要采取瘢痕切除、狭窄扩张、喉气管重建等治疗方法。

第十一节　喉阻塞

喉阻塞（喉梗阻，laryngeal obstruction）系喉气管呼吸通道受阻而引发的以呼吸困难为主要表现的疾病，是耳鼻喉科常见的急症，可因喉部及其邻近组织病变直接堵塞或压迫呼吸道引起，如炎症、外伤、水肿、肿瘤、异物、畸形等。

临床表现：①吸气性呼吸困难是喉阻塞的主要症状，表现为吸气运动增强，时间长，吸气深而慢。缺氧不显著时，呼吸频率可不明显增加。②吸气性喉喘鸣：喘鸣声音大小与阻塞程度呈正相关。③吸气性软组织凹陷：由于胸腹辅助呼吸肌代偿性加强运动，表现为胸骨上窝、锁骨上窝、肋间隙、剑突下或上腹部在吸气时内凹明显，被称为"三凹征"或"四凹征"。④声嘶：病变累及声带时出现。⑤发绀等缺氧表现。

根据病情，喉阻塞分为四度。①1度：安静时无呼吸困难，活动时明显。②2度：安静时有轻度呼吸困难，活动时加重，缺氧症状不明显。③3度：出现明显的缺氧症状。④4度：呼吸极度困难，缺氧已达濒死状态。

喉阻塞需明确病因，并与支气管哮喘、气管支气管炎等引起的呼气性、混合性呼吸困难相鉴别。

治疗原则：①对因治疗（对 1 度喉阻塞患者）；②对因治疗为主，必要时气管切开（对 2 度喉阻塞的患者）；③气管切开后对因治疗（对 3 度喉阻塞的患者）；④立即进行气管插管或气管切开术（对 4 度喉阻塞的患者）。

第十二节　气管插管术和气管切开术

气管插管（trachea intubation）术是麻醉喉镜引导下，经口腔或鼻腔将气管导管插入到声门下气管内的治疗技术，适用于：①急性喉阻塞需立即解除呼吸困难；②短期内需抽吸下呼吸道潴留的分泌物；③因呼吸功能衰竭或手术需要人工呼吸的情况。插管时需根据患者情况选择规格适宜的气管导管，操作可在丁卡因表面麻醉下或不麻醉下进行，导管保留时间不宜超过 48h。带有气囊的导管应每小时放气 5～10min。并发症多因操作损伤引起，包括环杓关节脱位、损伤性肉芽肿等。

气管切开术（tracheotomy）是切开颈段气管前壁并插入气管套管，使患者直接经套管呼吸的治疗技术，适用于：①3～4 度喉阻塞；②下呼吸道分泌物阻塞需长期进行抽吸；③某些手术中为防止继发喉阻塞而行预防性气管切开。需根据患者情况选择适宜规格的气管套管。手术一般在局麻下进行，沿颈正中线进行，逐层分离颈前各层组织，暴露颈段气管，切开其前壁，将套管转入气管管腔内。套管需充分固定，防止脱管。术后护理应注意：保持套管内管通畅，室内保持适宜的温度和湿度，维持下呼吸道通畅，保持颈部切口清洁等。如呼吸道阻塞病因已消除，可持续堵管观察 24～48h，如无呼吸阻塞表现可拔除套管。术后并发症有：①皮下气肿；

②纵隔气肿；③气胸；④出血；⑤拔管困难等。

环甲膜切开术（cricothyroidotomy）是紧急情况下处理喉阻塞的暂时性急救方法。方法：迅速横行切开环甲膜，将气管导管或套管置入喉腔内。插管时间不宜超过 48h，并应尽早转做常规气管切开术。如来不及切开时，可进行环甲膜穿刺，以暂时缓解呼吸困难，争取抢救时间。

第十三节　临床音声学

一、音声障碍

呼气气流冲击声带时，使声带振动发出声音，并进一步通过口、鼻、咽腔等共鸣后，在舌、齿、唇、腭等吐字器官作用下发出各种元音和辅音。声音有 3 个主要特征，即音强（intensity）、音调（pitch）和音色（timbre），如果这三方面出现异常，即构成音声障碍。

（1）音强障碍：①喉肌功能过强：声带张力过大，共鸣腔减小，表现为声音尖、弱不悦耳。常可引发声带小结、声带增厚、息肉等。②喉肌功能减弱：声带松弛、闭合不全，表现为声音嘶哑、漏气，发声不持久、易疲劳。

（2）音调反常：指音调超过或低于正常人一个音阶（8 度音调）以上。如男性青春期变声障碍为高频反常，表现为成年后依然为童声。

（3）音质反常：喉部病变所致音质反常表现为声音沙哑、嘶哑、粗糙及失音等。共鸣腔病变所致反常表现为开放性鼻音和闭塞性鼻音。

检查除一般查体外，应进行发声功能检查，包括主观听觉评价、声带运动检测（电视频闪喉镜、电声门图）、嗓音声学测试（声图仪、声谱仪、电子计算机声学测试系统）、空气动力学检测（平均呼气流率测定、最大声时）、喉肌电图检查等。结合必要的影像学检查，以查找音声障碍的病因和鉴别诊断。

除对因治疗外，音声障碍常用的治疗方法包括：①声带休息，重视嗓音保健；②音声训练；③雾化吸入及理疗；④手术治疗。

二、言语障碍

正常言语的形成需要五个基本解剖生理条件：①听觉、视觉功能良好；

②完善的语言中枢；③与言语有关的神经联络通路通畅；④小脑的协调功能良好；⑤声带、舌、腭、唇等发音器官良好。如其中任何一个环节出现病变，则会导致言语障碍。

（1）言语缺陷

①学语滞迟：如小儿2岁时仍不会任何言语者，即可认为为学语滞迟。常见原因有听力障碍、智力低下、与外界交流过少等。

②发声困难：可因中枢运动神经系统功能障碍或周围性肌肉病变所致，表现为言语含糊不清，讲话费力，缓慢，但语句完整，意思明确。

③言语困难：表现为言语组成、表达及理解出现障碍，多见于脑功能损害者。

④失语症：大脑语言中枢病变引起的言语功能障碍。分为3型：运动性失语，不能讲话，但可用手势等方法表达意思；感觉性失语，说话能力正常，但不能理解别人讲话的意义；命名性失语，对有关的或特定的人、物、事的名称或其相互关系不能准确恰当地讲出。

（2）语音缺陷

①构音困难：出现语音不清，吐字不准，影响理解。

②口吃：多发生于学语时期的儿童，表现为首字难发、语句中断、词语重复等，出现说话不流畅。言语障碍的治疗主要是对因治疗，并结合必要的言语训练。

第五章　气管食管学

第一节　气管、支气管及食管的应用解剖学及生理学

一、气管、支气管应用解剖学

气管（trachea）始于喉的环状软骨下缘，通过胸腔入口进入上纵隔，在第五胸椎上缘水平分为左、右支气管。左、右支气管经第二级和第三级支气管分别到肺。12 ～ 20 个不完整的气管软骨环构成部分气管壁并维持气管腔的管径。气管后壁较扁平，与食管前壁紧密相贴。成人气管长度为 10 ～ 12cm，左右径为 2 ～ 2.5cm，前后径为 1.5 ～ 2cm。颈部气管位置较浅，前面覆有皮肤、皮下脂肪、筋膜、胸骨舌骨肌、胸骨甲状肌等，第 2 ～ 4 气管环面有甲状腺峡部，是气管切开术的重要解剖标志。幼儿在第 5 ～ 6 气管环前可见胸腺。成年人气管在第五胸椎上缘水平分为左右两侧主支气管，分别进入两侧肺门后分支为：主支气管、肺叶支气管、肺段支气管，再继续分支，最终以呼吸性细支气管通入肺泡管和肺泡。气管的下端可见一矢状嵴突，为气管隆嵴（carina of trachea），是支气管镜检查术的重要解剖标志。右主支气管较粗短，约 2.5cm，与气管纵轴的延长线成 20° ～ 25° 角。左主支气管细而长，约 5cm，与气管纵轴的延长线约成 45° 角。因此气管异物易进入右侧支气管。右主支气管向下分出上、中、下 3 个肺叶支气管，右肺上叶支气管分为尖、后、前 3 个肺段支气管；右肺中叶支气管分成内、外侧段支气管；右肺下叶支气管为右主支气管的延续，分成上侧底、内侧底、前底、外侧底、后底五个段支。左主支气管向下分出上、下两个肺叶支气管。左肺上叶支气管分为尖后、尖下、前、上舌、

下舌段支气管。下叶支气管向下分出上、内侧底、前底、外侧底、后底段支气管。气管和支气管壁的构成由内向外为黏膜、黏膜下、纤维软骨环和外膜或筋膜。气管的血供主要来自甲状腺下动脉，后者为锁骨下动脉的甲状颈干的分支。静脉回流主要通过甲状腺下静脉。气管、支气管的淋巴引流至气管前淋巴结。气管和支气管由交感神经和副交感神经支配。

二、食管应用解剖

食管（esophagus）为肌性管道，上与喉下端相连，起于环咽肌下缘，下通胃的贲门处。成人食管入口位于第六颈椎平面，其长度随年龄而增长，初生儿为 8 ～ 10cm，成人为 23 ～ 25cm，食管横径约为 2cm，食管有 4 个生理性狭窄。第一狭窄即食管入口，由环咽肌收缩所致，距上切牙 16cm，是食管最狭窄处，异物最易嵌顿于此。在咽环肌上、下方各有一三角形间隙，居上者称为咽环肌上三角（Killian 三角），在喉咽部；居下者称为咽环肌下三角（Laimer 三角），在食管入口下方，是食管入口处后壁最薄弱和最易受损的部位，食管镜检查时，如用力不当，可导致食管穿孔。环咽肌收缩时，将环状软骨拉向颈椎，使食管镜不易通过食管入口。第二狭窄由主动脉弓压迫食管左侧壁而成，距上切牙约 23cm，相当于第四胸椎高度。第三狭窄为左侧主支气管压迫食管前壁所致，位于第三狭窄下 4cm 处，相当于第五胸椎高度。由于第 2、3 狭窄的位置邻近，且第三狭窄处常不明显，临床上合称为第二狭窄。第四狭窄临床上称为第三狭窄，系食管通过横膈裂孔而形成，距上切牙约 40cm，相当于第十胸椎高度。

三、气管

支气管生理功能：通气及呼吸调节功能；清洁功能，免疫功能；防御性咳嗽和屏气反射。

四、食管生理学

食管生理功能：主要作为摄入物质通道，且具有分泌功能。

第二节 气管、支气管及食管的内镜检查

一、支气管镜检查方法

（一）手术器械

（1）硬管支气管镜：①Jackson式；②Negus式；③附有Hopkins窥镜的支气管镜。

（2）软质镜：①纤维支气管镜（fibrobronchoscope）；②电子支气管镜（video bronchoscope）。

（二）适应证

（1）取出气管、支气管异物。

（2）吸出下呼吸道的分泌物、血液，或取出干痂及假膜，通畅引流，解除呼吸道阻塞。

（3）严重呼吸困难，气管切开困难者，在施行气管切开术前，可先插入支气管镜，以缓解呼吸困难，有利于手术顺利进行。

（4）气管支气管病变的局部治疗，如激光切除小的良性肿瘤或肉芽组织，止血，气管内滴药或涂布药物。

（5）原因不明的肺不张、肺气肿，反复发作的肺炎，久治不愈的咳喘，疑有呼吸道异物或其他疾病需查明原因。

（6）原因不明的咯血，疑有气管、支气管肿瘤、结核或支气管扩张，了解病变情况，同时可行活检或涂片检查。

（7）其他：如气管切开术后呼吸困难未解除或拔管困难，气管、支气管狭窄，气管食管瘘，明确病变部位。

（8）收集下呼吸道内分泌物做细菌培养检查。

（9）支气管造影术，需通过支气管镜将药液导入。

（三）禁忌证

（1）严重心脏病及高血压。

（2）近期有严重咯血。

（3）上呼吸道急性炎症。

（4）活动性肺结核。

（5）颈椎病、张口困难及全身情况较差，不宜行硬质支气管镜检查。

（四）检查方法

（1)硬质支气管镜检查: 取仰卧位,分为直接插入法和直接喉镜送入法。

（2）纤维支气管镜检查：取仰卧位或坐位。

（3）电子支气管镜检查：同纤维支气管镜。

（五）注意事项

（1）为保证手术的顺利进行，术前必须做好充分的准备。

（2）硬质支气管镜检查时，注意保护切牙，以防损伤及脱落。

（3）术中动作要轻巧，以免损伤管壁造成出血，皮下气肿、纵隔气肿或气胸等并发症。

（4）术后注意呼吸，尤其是全麻的婴幼儿。

（5）注意麻醉药物用量。

（6）纤维支气管镜和电子支气管镜易损坏，使用时要仔细，不宜用于取较大的异物。

二、食管镜检查

食管镜检查（esophagoscopy）包括硬质镜和软质镜两类，食管异物取除常用硬质镜。现以硬质镜为例讲解。

（一）适应证

（1）明确食管异物的诊断，取除食管异物。

（2）查明吞咽困难和吞咽疼痛原因。

（3）了解食管肿瘤的部位及范围，还可做细胞涂片或钳取组织做病理检查。小的良性肿瘤可在食管镜下切除。

（4）检查食管狭窄的部位、范围及程度，对范围局限者可行扩张术。

（5）查明吐血的原因，并可做局部电灼，涂药止血，还可对食管静脉曲张施行填塞止血或注射硬化剂治疗。

（二）禁忌证

（1）食管腐蚀伤的急性期。

（2）严重心血管疾病、重度脱水、全身衰竭，如非绝对必要，最好待治疗情况改善后手术。

（3）严重食管静脉曲张。

（4）明显脊柱前突，严重颈椎病变，或张口困难者。

（三）检查方法

多取仰卧垂头位。

（四）注意事项

（1）顺利通过食管入口是手术成功及避免并发症发生的关键。

（2）患儿，如食管镜过粗可压迫气管后壁，而发生呼吸困难或窒息，应及时取出食管镜。为避免发生意外，可行气管插管全身麻醉。

（3）合并呼吸困难者，术中应特别注意保持呼吸道通畅，必要时先行气管插管或气管切开。

第三节　气管、食管的症状学

一、气管、支气管的症状学

（1）咳嗽：通常是气管、支气管疾病最早出现和最常见的症状。发病较急的刺激性干咳，常是急性气管、支气管炎的早期症状。突发剧烈阵咳，可由吸入异物或刺激性气体引起。咳嗽伴有吸气性喘鸣常提示气管、支气管异物、狭窄或有新生物阻塞。伴有呼气性哮鸣音的咳嗽，常提示支气管痉挛，多见于支气管哮喘症。持久性咳嗽，晨起及平卧时加重，多为慢性气管、支气管炎的表现。长期咳嗽久治不愈时，需作进一步检查，以明确诊断。

（2）咳痰：痰液的性质对诊断有一定参考价值。气管、支气管病变早期多为泡沫状痰；慢性支气管炎常有黏脓痰；急性呼吸道感染可有脓性痰；大量咳脓痰多见于支气管扩张或肺脓肿，痰液有臭味，多为厌氧菌感染所致；

痰中带血应考虑结核或肿瘤的可能，应做胸部 X 线或 CT 扫描检查，必要时行支气管镜检查。

（3）咯血：由气管、支气管、肺出血而咯出血称为咯血，少则痰中带血，多则可整口咯出。见于呼吸道疾病，如急性炎症、慢性炎症、结核、肿瘤、支气管扩张、肺脓肿及异物等。气管、支气管疾病引起咯血的特征常是先有咳嗽而后咯血。其他一些疾病如心血管疾病、血液病等也可引起咯血。应详细询问病史，全面检查，以确定诊断。

（4）喘鸣和哮喘：气管、支气管炎性水肿、异物或肿瘤均可使管腔变窄，呼吸时空气通过狭窄的气道可发生喘鸣音。支气管痉挛可产生哮鸣音，出现在呼气期，常见于支气管哮喘、哮喘性支气管炎或气管、支气管异物等疾病。

（5）呼吸困难：气管、支气管因炎症、肿瘤、异物、分泌物潴留等原因使其管腔变窄或阻塞时，呼吸道的阻力增加，患者常用力呼吸以克服阻力，增加气体交换，而表现为呼吸困难。轻者感呼吸不畅，重者可窒息。根据气管、支气管病变部位及程度不同，临床上表现为吸气性、呼气性或混合性呼吸困难。

（6）胸痛：急性气管支气管炎时，可有胸骨后烧灼感或刺痛，咳嗽时加重。肺部炎症或肿瘤侵及胸膜或肋骨时，胸痛较明显。长时间剧烈咳嗽，肋间肌强制性收缩也可致胸痛。

二、食管的症状学

（1）吞咽困难：吞咽困难为食管疾病常见症状之一。轻重程度不同，轻者仅有吞咽时梗阻感，进食无明显障碍，多见于食管炎症或痉挛等，也可能是食管癌的早期症状，重者出现咽下困难，初为咽下硬食物困难，逐渐加重则流质也不能咽下。如突然起病，可能有较大的异物嵌顿或合并感染。病程较长而进行性加重者，可能为食管癌，或食管腐蚀伤后并发食管狭窄所致。

（2）吞咽疼痛：疼痛位置常因病变不同而异。食管炎症、溃疡、腐蚀伤均可出现胸骨后疼痛，吞咽时疼痛加重，食管入口处异物嵌顿或合并感染时，疼痛常位于颈根部或胸骨上凹附近。食管瘤患者也可出现吞咽疼痛，早期多为间歇性，晚期呈持续性，侵及邻近组织时疼痛加剧，应进一步检查，明确诊断。

（3）呕血：常见于食管肿瘤、尖锐异物、外伤、食管静脉曲张等疾病。

第四节 气管、支气管异物

一、概述

气管、支气管异物（foreign bodies in the trachea and bronchi）有内源性及外源性两类。前者为呼吸道内的假膜、干痂、血凝块、干酪样物等堵塞；后者为外界物质误入气管、支气管内所致。通常所指的气管、支气管异物属外源性异物，是本科常见急症之一，多发生于5岁以下儿童，3岁以下最多可占60%～70%，偶见于成人。

二、异物的性质及病因

常见病因如下。

（1）小儿牙齿发育不完善，食物不能嚼碎，喉反射功能又不健全，容易将异物吸入气道。

（2）进食时哭闹或嬉笑，口内食物可于啼哭或嬉笑深吸气时吸入气道。

（3）玩耍或工作时口内含有物品，稍有疏忽，可于谈笑、啼哭、跌倒时，吸入气道。

（4）全麻、昏迷、酒醉、睡眠时，因吞咽功能不全，呼吸入呕吐物或松动的义齿。

（5）手指伸入口内或咽部企图挖出异物，或钳取鼻腔异物不当时，异物吸入呼吸道。

（6）上呼吸道手术中器械装置不稳，或切除的组织突然滑落气道。

（7）精神病患者或企图自杀者。

三、病理

异物停留于支气管内，按其阻塞程度，可发生如下病变。

（1）不完全性阻塞：发生于异物较小，局部黏膜肿胀很轻时，吸气时空气仍可进入，呼气时，空气排出受阻，出现远端肺叶阻塞性肺气肿。

（2）完全性阻塞：如异物较大或局部黏膜肿胀明显，空气吸入、呼出均受阻，导致阻塞性肺不张。如病程持续较久，可并发支气管肺炎或肺脓肿等。

四、临床表现

（一）分期

（1）异物进入期：患者剧咳及梗气。
（2）安静期：症状消失或极轻微。
（3）刺激或炎症期：可有肺不张及肺气肿的一切症状。
（4）并发症期：出现相应肺部并发症的症状。

（二）气管异物

异物进入气道立即发生剧烈呛咳，顿时面红耳赤，并有憋气、呼吸不畅等症状。随着异物黏附于气管壁，症状可暂时缓解；若异物轻而光滑并随呼吸气流在声门裂和支气管之间上下活动，可出现刺激性咳嗽，闻及拍击音，气管异物可闻及哮鸣音，两肺呼吸音相仿。如异物较大，阻塞气管，可致窒息。

（三）支气管异物

早期症状和气管异物相似，咳嗽症状较轻。植物性异物，支气管炎症多较明显。呼吸困难程度与异物部位及阻塞程度有关，肺部听诊时病侧呼吸音减低或消失。

（四）并发症

可引起气管 - 支气管炎、吸入性肺炎、肺脓肿、支气管扩张、支气管肺炎、脓血症、肺气肿、纵隔气肿、气胸、心衰等。

五、诊断

（1）病史：多数患者异物吸入史明确，症状典型，结合肺部听诊及 X 线检查，多可明确诊断。少数患者异物史不明确，或伴有发热等症状时，易被误诊为急性气管炎、支气管炎、哮喘性支气管炎，应注意鉴别。疑有异物时，应做进一步检查。
（2）体征：气管内异物，肺部可闻及哮鸣音和拍击音。支气管异物引起的病变偏于一侧，可有肺气肿、肺不张、肺炎等体征。

（3）X线检查：不透光性异物胸透或拍片可确定异物的形状、大小及所在部位。透光性气管异物，X线胸部检查可正常或依据其阻塞程度不同可有肺气肿或肺不张的表现。

（4）支气管镜检查：经过上述检查仍不能明确诊断，而临床又疑为气管、支气管异物时可行支气管镜检查。

六、治疗

气管、支气管异物应及时诊断，尽早取出，保持呼吸道通畅，防止因呼吸困难、缺氧而致心功能衰竭。

（1）气管异物：可用"守株待兔"法在直接喉镜下钳取，钳取失败，可在支气管镜下钳取异物。

（2）支气管异物：用直接法或间接法导入支气管镜，用钳子夹持后取出。直接法适用于成人，间接法适用于儿童。

（3）对硬质支气管镜下难以窥见的细小异物，可用纤维支气管镜钳取。

（4）因异物致心力衰竭时，应酌情用强心药物，于心电监护下，及时取出异物。有严重气胸、纵隔气肿时，应及时引流。

（5）呼吸道有继发感染者，应用足量有效抗生素。

七、预防

呼吸道异物重在预防，其要点如下。

（1）避免给3～5岁以下的小儿吃花生米、瓜子、豆类等食物。

（2）进食时不要嬉笑、哭闹、打骂，以防异物吸入。

（3）改正小儿口中含物的不良习惯。

（4）重视昏迷患者的护理，全麻患者事先应将活动的义齿取下。上呼吸道手术时防止器械、切除的组织滑脱吸入气道。

第五节　呼吸功能失常与下呼吸道分泌物潴留

一、概述

呼吸运动是在呼吸中枢及大脑皮质的支配下完成的，又受胸廓及肺扩张刺激产生的传入冲动和化学感受器的调节。维持正常的呼吸功能主要依靠有节律的呼吸运动、通畅的呼吸管道、肺血循环和肺泡气体交换功能完整。任何环节发生障碍，都可引起呼吸功能失常。

二、病因

引起呼吸功能失常的主要病因如下。

（1）呼吸系统疾病：呼吸道炎症，如老年性慢性支气管炎、肺部严重感染、呼吸道烧伤或重度胸部外伤时，气管、支气管黏膜肿胀，分泌物增多，影响肺泡气体交换，再兼有咳嗽功能减弱，使下呼吸道分泌物潴留、呼吸困难、缺氧和二氧化碳蓄积。

（2）循环系统疾病：风湿性心脏病、肺源性心脏病及心力衰竭时，均可引起肺微循环障碍，产生肺水肿、呼吸道分泌物增多，气体交换受阻。

（3）神经系统疾病：脑炎、脑水肿、脑血管意外、严重脑外伤、中毒、昏迷等，使呼吸中枢受影响而导致呼吸功能失常、吞咽功能及咳嗽反射减弱或消失，易发生下呼吸道分泌物潴留。周围神经病变，如多发性神经根炎侵及肋间神经时，可致呼吸肌功能障碍；破伤风产生的呼吸肌痉挛，也可妨碍呼吸致呼吸功能失常。

三、临床表现

主要症状是呼吸困难，表现为呼吸频率及深度的改变。呼吸、循环系统疾病引起的常为呼吸频率加快；中枢神经系统疾病及颅内压增高时，呼吸变慢；多发性神经根炎时，因呼吸肌功能不良，呼吸变浅。

由于气体交换不良，缺氧及二氧化碳蓄积，引起心率加快、心搏出量增多、肺部小血管收缩、肺循环阻力增加，久之，可致右心衰竭。严重二氧化碳蓄积可致肺性脑病，表现为神志淡漠、嗜睡或昏迷等。

四、治疗

（1）一般治疗：①给氧；②足量有效抗生素控制感染；③及时纠正酸碱失衡及电解质紊乱。

（2）保持呼吸道通畅，可用以下措施：①雾化吸入并给予解痉、化痰及改善呼吸道黏膜黏液纤毛运载系统功能的药物以促进下呼吸道分泌物的排出；②用纤维支气管镜吸除下呼吸道分泌物，保持呼吸道通畅。若病情重，病程长，分泌物较多时，最好采用气管切开术。

（3）气管切开术：①便于吸除下呼吸道分泌物，有利于气体交换；②减少呼吸道无效腔，增加有效气体交换量；③便于施行人工呼吸和给氧；④降低呼吸阻力，减轻患者呼吸时体力消耗及耗氧量。

第六节　食管异物

一、概述

食管异物（foreign bodies in the esophagus）的发生与年龄、性别、饮食习惯、精神状态及食管疾病等诸多因素有关。多见于老人及儿童。

二、病因

进食匆忙或注意力不集中，食物未经仔细咀嚼而咽下，老年人牙齿脱落或使用义齿，口内感觉欠灵敏等；小儿有口含小玩物的不良习惯；此外，食管狭窄或食管癌等食管本身的疾病，引起管腔变细，也可引起食管异物。

食管异物最常见于食管入口处，其次为食管中段，发生于下段者较少。食管异物以成年人多见。异物种类以鱼刺、鸡鸭骨等动物异物最为常见。

三、临床表现

（1）吞咽困难：多由异物嵌顿所致，其程度与异物停留的部位、形状、大小和有无继发感染等因素有关。病情轻时仍可进半流质，如异物较大或合并感染时，吞咽困难较明显，严重时可能饮水也感困难。小儿常有流涎症状。

（2）吞咽疼痛：异物较小或较圆钝时，常仅有梗阻感。尖锐性异物或有继发感染时吞咽疼痛常较明显。异物位于食管上段时，疼痛部位常在颈根部或胸骨上凹处，位于食管中段的异物常伴有胸骨后疼痛。

（3）呼吸道症状：异物较大，向前压迫气管后壁，或异物位置较高未完全进入食管内，外露部分压迫喉部时，均可出现呼吸困难。

四、诊断

（1）明确的异物误吞史。

（2）异物位于食管上段时，患侧颈部常有轻微压痛；间接喉镜检查有时可见梨状窝积液。

（3）X线检查：对于X线下能显影的异物，可直接作X线拍片定位；对于X线下不显影的异物，应行食管X线钡絮检查，确定异物是否存在及所在部位。

（4）食管镜检查：疑食管异物而诊断不明者，可行食管镜检查。

五、治疗

（1）食管异物确诊后，应及时经食管镜取除异物。①检查前禁食4～6h。②手术前应再次确认异物的存在及部位。③根据异物部位及其形状、大小，选用合适的手术器械。④合并感染或全身情况较差者，可先用抗生素治疗并予补液，待病情得到改善后再行检查。⑤食管镜检查一般在局麻下进行。儿童、异物较大或因其他原因估计局麻有困难者，可选用全麻。⑥食管镜下窥见异物时，需查清异物与食管壁的关系。如异物尖端刺入食管壁时，应先令其退出管壁，再将异物转位，尽力使其与食管纵轴平行后取除，不可强行外拉，以免加重管壁损伤。

（2）根据病情给予补液等全身支持疗法。局部有感染者，应合用足量抗生素。疑有食管穿孔者，应行鼻饲饮食。

（3）异物合并颈段食管周围脓肿或咽后脓肿且积脓较多时，应考虑颈侧切开术，充分引流脓液。

（4）异物已穿破食管壁，合并有纵隔脓肿或疑为大血管破溃等胸科病变，或异物嵌顿甚紧，食管镜下难以取出时，宜请胸外科协助处理。

六、并发症

（1）食管穿孔。

（2）颈部皮下气肿或纵隔气肿。

（3）食管周围炎。

（4）纵隔炎。

（5）大血管破溃。

（6）气管食管瘘。

七、预防

食管异物的预防要点是：

（1）进食时细嚼慢咽，不宜过于匆忙；

（2）损坏的义齿要及时修复，以免进食时松动、脱落、误吞成为异物；

（3）教育小儿改正口含小玩物的不良习惯；

（4）全麻或昏迷患者，应将活动的义齿取出；

（5）误吞异物后，切忌自行吞服食物，以免加重病情，增加手术困难，应立即就医，及时取出异物。

第七节　食管腐蚀伤

一、概述

误吞或有意吞服腐蚀剂引起的食管损害称为食管腐蚀伤（caustic injuries of esophagus）。

二、病因

食管腐蚀伤常由酸性和碱性两类腐蚀剂引起。强酸类如硫酸、盐酸、硝酸等；碱性类如氢氧化钠（火碱、灰水）、氢氧化钾、碳酸氢钠（食用或清洁用碱）等。

三、病理

病变程度与腐蚀剂的性质、浓度、剂量和停留时间有关。按其损伤程度分为 3 度。

（1）Ⅰ度：病变局限于黏膜层，黏膜表层充血肿胀，坏死脱落，创面愈合后，不留瘢痕或食管狭窄。

（2）Ⅱ度：病变深达肌层，局部溃疡、渗出或假膜形成，后期常形成瘢痕而致食管狭窄。

（3）Ⅲ度：病变达全层，并累及食管周围组织，可能发生食管穿孔及纵隔炎等并发症。

四、临床表现

（1）急性期：1 ~ 2 周。①局部症状：疼痛、吞咽困难、声嘶及呼吸困难。②全身症状：病情重者可出现全身中毒情况，表现为发热、脱水、昏睡或休克等症状。

（2）缓解期：全身症状好转，创面逐渐愈合，疼痛及吞咽困难缓解，饮食逐渐恢复正常，2 ~ 3 周愈合。

（3）狭窄期：病变累及全层者，经 3 ~ 4 周或更长时间，缓解期过后，由于结缔组织增生，瘢痕收缩而致食管狭窄，再度出现吞咽困难，逐渐加重，轻者可进流质，重者滴水不进，出现脱水及营养不良等全身症状。

五、诊断

（1）急症患者，应检查口腔及咽部黏膜是否有充血、肿胀、黏膜脱落、溃疡及假膜形成等，可酌情行间接喉镜检查。

（2）X 线检查：如疑有并发症时，可行 X 线胸、腹透视及拍片或 CT 扫描检查，但疑有穿孔者禁用或慎用。

（3）食管镜检查：一般在受伤 2 周后进行第一次检查。

六、治疗

（一）急性期

（1）应用中和剂：应在伤后立即服用。碱性腐蚀剂，可用食醋、

2% 醋酸、橘汁等中和。酸性腐蚀剂，可用氢氧化铝凝胶或氧化镁乳剂中和，禁用苏打水中和。

（2）抗生素：应尽早给予足量、广谱抗生素以预防感染。

（3）糖皮质激素：有抗休克、消除水肿、抑制成纤维肉芽组织形成，防止瘢痕狭窄的作用，应严格掌握适应证和剂量，疑有食管穿孔者，不宜使用。

（4）全身治疗：给予止痛、镇静、抗休克治疗。

（5）气管切开：喉阻塞症状明显者，应行气管切开术。

（二）缓解期

（1）食管镜下探条扩张术：适用于狭窄较轻，范围较局限者。

（2）吞线扩张术：有顺行、逆行或循环扩张法，多用后两种方法，适用于多处狭窄或狭窄段较长者。

（3）金属钛或记忆合金支架扩张术。

（4）外科手术治疗：严重狭窄，上述方法多效果不佳，应采用外科手术治疗。

七、预防

应加强对强酸或碱性等腐蚀剂的存放管理。

第六章　颈部科学

第一节　颈部应用解剖学

颈部位于头与胸部之间，上界为下颌骨下缘、下颌角、乳突尖、枕骨上项线至枕骨外隆突的连线，下界为胸骨上切迹、胸锁关节、锁骨、肩峰至第 7 颈椎棘突的连线。

颈部由胸锁乳突肌分为颈前三角和颈后三角。颈前三角又分为颌下三角、颏下三角、颈动脉三角、肌三角；颈后三角又分为锁骨上三角、枕三角。

颈动脉鞘内包括颈总动脉、颈内动脉、颈内静脉与迷走神以。颈总动脉（common carotid artery）右侧起自无名动脉，左侧起自主动脉弓，沿气管、喉外侧向上行走，至甲状软骨上缘平面，分为颈外动脉（external carotid artery）与颈内动脉（carotid body）和颈动脉窦（carotid sinus），二者分别为化学感受器与压力感受器。颈内动脉在颈部无分支，直接向上入颅，主要分布于大脑的前 2/3 部和视器。颈外动脉自下而上有甲状腺上动脉、舌动脉、面动脉、颞浅动脉、上颌动脉等分支。

颈内静脉（internal jugular vein）起于颈静脉孔，上接乙状窦，出颅后于颈动脉鞘内伴随颈内动脉、颈总动脉下行，下端与锁骨下静脉汇合形成无名静脉。主属支包括面总静脉、舌静脉、甲状腺上静脉等。

颈丛（cervical plexus）由颈神经 1～4 的前支组成，位于中斜角肌和肩胛提肌的前方，胸锁乳突肌上部的深面，发出皮支和肌支，皮支主要有枕小神经、耳大神经、颈横神经、锁骨上神经等。颈丛皮支在胸锁乳突肌后缘中点穿出，颈部手术时以此点作神经阻滞麻醉。膈神经（phrenic nerve）由颈丛肌支发出，向下进入胸腔，支配膈肌运动。膈神经受损后主要表现为膈瘫痪，腹式呼吸减弱或消失。膈神经受刺激时，可发生呃逆。

臂丛（branchial plexus）由颈 5～8 和胸 1 的前支组成，在斜角肌间隙中穿出后，形成上、中、下三干，各干各分为前支和后支。上干和中干的前支形成外侧束，下干前支形成内侧束，三干的后支形成后侧束。三束在锁骨中点处共同进入腋窝，并从内、外后围绕腋动脉。臂丛主要分支有胸长神经、胸背神经、腋神经、桡神经、尺神经、肌皮神经、正中神经。臂丛在锁骨中点上方比较集中，且位置表浅，临床上常以此作臂丛传导阻滞麻醉。

迷走神经（vagus nerve）经颈静脉孔出颅后，于颈动脉鞘内下行，在舌骨大角处发出喉上神经，其内支支配声门裂以上的喉黏膜感觉，外支支配环甲肌。迷走神经进入胸腔后发出喉返神经，其中左侧喉返神经勾绕主动脉弓、右侧喉返神经勾绕锁骨下动脉，沿气管食管沟上行入喉，支配除环甲肌以外的全部喉内肌及声门裂以下的喉黏膜。

副神经（accessory nerve）为胸锁乳突肌和斜方肌的运动神经，于颈静脉孔出颅，在胸锁乳突肌深面下行，并在其后缘近中点穿出进入枕三角，斜向下外行走，于斜方肌前缘中、下 1/3 交界处入该肌。

舌下神经（hypoglossal nerve）经舌下神经管出颅，在颈内动脉、颈内静脉之间下行，继而绕过颈内、外动脉表面向前，经二腹肌后腹深面进入颌下间隙，在颌下腺深面向前上行走，分布于舌，支配全部舌内肌及部分舌外肌。

颈部交感神经（sympathetic nerve）位于颈动脉鞘的后方，颈椎横突的前方，每侧自上而下有上、中、下三个交感神经节。当外伤、肿瘤等损伤或压迫颈交感神经节时，可出现 Horner 综合征，表现为上睑下垂，瞳孔缩小及病侧的面部血管扩张和不出汗。

胸锁乳突肌（sternocleidomastoid muscle）位于颈部两侧，下端内外两头分别起自胸骨柄前面和锁骨内 1/3 处，上端止于乳突外侧和上项线外侧部。其浅面有颈外静脉、深面为颈动脉鞘。

舌骨上肌群包括二腹肌（digastric muscle）、下颌舌骨肌（mylohyoid muscle）、颏舌骨肌（geniohyoid muscle）和茎突舌骨肌(stylohyoid muscle)。舌骨下肌群包括胸骨舌骨肌（sternohyoid muscle）、胸骨甲状肌（sternothyroid muscle）、甲状舌骨肌（thyrohyoid muscle）和肩胛舌骨肌（musculi omohyoideus）。

颈深肌群分为内侧、外侧肌群。内侧肌群包括头长肌和颈长肌。外侧肌群包括前、中、后斜角肌。前、中斜角肌与第 1 肋之间形成的空隙称为斜角肌间隙，其中有臂丛与锁骨下动脉通过。

颈部筋膜分为颈浅筋膜与颈深筋膜，颈浅筋膜包绕全颈；颈深筋膜又分为浅、中、深三层。颈深筋膜浅层包绕胸锁乳突肌、斜方肌、舌骨下肌群、颌下腺与腮腺。颈深筋膜中层又称内脏筋膜，包绕甲状腺、喉、气管、咽食管等颈部脏器表面，并形成颈动脉鞘，包绕颈总动脉、颈内静脉及迷走神经。颈深筋膜深层又称椎前筋膜，覆盖于椎体与椎前脉孔之后，向下延伸至颈胸交界处。

颈部各筋之间形成潜在间隙。舌下隙位于下颌舌骨肌与口底黏膜之间，内有舌下腺、舌神经血管及舌下神经、下颌下腺的一部分及其导管，此隙可延伸至颌下隙及咽旁隙。颌下间隙外侧为下颌骨，内侧为舌骨舌肌，前为二腹肌前腹，后为二腹肌后腹，上为下颌舌骨肌，后下为舌骨，隙内有颌下腺，颌下淋巴结，并有面动脉及面前静脉通过。咽旁隙位于咽侧壁颊咽筋膜与腮腺、翼内肌之间，并由茎突及附着于茎突的肌肉将此间隙分为前、后两部分，前隙较小，内有颈外动脉及静脉丛；后隙较大，内有颈动脉鞘，后组脑神经及交感神经干。咽旁隙与下颌下隙、咽后隙、腮腺间隙、颈动脉鞘等相通，炎症可以相互扩散。腮腺间隙内有腮腺及其导管、颞浅动脉、面神经、面后静脉等，此隙内感染可延伸至咽旁隙。椎前间隙位于椎前筋膜与颈椎之间。咽后隙位于咽后壁筋膜与椎前筋膜之间，咽后隙形成脓肿时，可引起呼吸及吞咽困难，脓液可波及颈动脉鞘、咽旁隙及后纵隔。

颈部淋巴结包括 5 大群：颏下淋巴结、颌下淋巴结、颈前淋巴结、颈浅淋巴结及颈深淋巴结。颈部淋巴引流最后均进入颈深淋巴结群。颈浅淋巴结沿颈外静脉排列，颈深淋巴结沿颈内静脉排列，并以肩胛舌骨肌与颈内静脉交叉处为界，分为颈深上淋巴结及颈深下淋巴结。

甲状腺（thyroid gland）由两个侧叶及连接侧叶的峡部组成。峡部位于第 2～4 气管环前方，侧叶贴于喉、气管的侧面，上端达甲状软骨中部，下端达第 6 气管环，吞咽时甲状腺随喉体上下运动。甲状腺表面覆盖有两层被膜，外层称甲状腺假被膜，内层称甲状腺被膜。甲状腺血管供应十分丰富，有 3 对动脉，甲状腺上动脉多由颈干发出；甲状腺最下动脉较少见，多发自主动脉弓或无名动脉。回流由三对静脉完成，甲状腺上静脉汇入颈内静脉或面总静脉，甲状腺中静脉汇入颈内静脉，甲状腺下静脉汇入无名静脉。

甲状旁腺（parathyroid gland）多为两对，分别位于甲状腺双侧侧叶的后面。

颈段气管上起环状软骨下缘，下至胸骨上切迹平面，2～4 气管软骨环前方有甲状腺峡部，两侧有甲状腺侧叶和大血管，后方有食管，二者形成气管食管沟、沟内有喉返神经通过。颈段食管上端与咽相连，下至胸骨切迹平面。

第二节　颈部检查

患者取坐位，充分暴露整个颈部及上胸部，在光线充分的诊室内依次进行视、触、听诊。其中触诊应依次检查颏下及颌下区、颈前区、颈侧区及锁骨上区。

颈部 B 超检查可提供颈部肿块的位置、大小、形状、数目，内部有无回声表现、肿块周围有无包膜及与周围邻近组织的关系，适合于甲状舌管囊肿、甲状腺肿瘤、颈动脉体瘤等疾病的诊断。

颈部 X 线检查、计算机 X 线断层摄影（computed tomography, CT）和磁共振成像（magnetic resonance imaging, MRL）等影像学检查手段可以提供颈深部解剖结构图像，清晰地显示出病变的位置与周围组织的关系，广泛应用于各种颈部疾病的诊断。确定肿块的性质；增强 CT 能鉴别血管源性肿瘤与肿大淋巴结，并可判断肿瘤血供，了解肿瘤与邻近血管的关系。MRL 对软组织的分辨率比 CT 高，根据 MRL 流空效应，不用血管造影剂即可诊断颈动脉瘤、颈动脉体瘤、血管畸形，还可区别血管与肿块或肿大淋巴结。

颈动脉造影术（carotid angiography）是将造影剂注入颈动脉使其显影的 X 线检查，对与血管有关的颈部肿块有重要的诊断意义，在颈部主要适用于血管源性疾病如动静脉畸形、动静脉瘘，与血管有关的肿瘤如颈动脉球体瘤、蔓状血管瘤等的介入治疗，还用于了解颅内动脉供血的代偿能力。

放射性核素检查在甲状腺疾病的诊断方面有重要意义，根据甲状腺对放射线 ^{131}I 的吸收变化，来鉴别甲状腺功能亢进、甲状腺腺瘤、甲状腺腺癌及甲状腺癌转移灶等情况。热结节多见于功能自主性甲状腺腺瘤、结节性甲状腺肿、慢性淋巴细胞性甲状腺炎等良性病变；温结节多见于结节性甲状腺肿；冷结节可见于甲状腺腺癌。

对颈部肿块可进行针穿刺或切除活检，进行细胞学和病理学检查，以最终明确诊断。

第三节　颈部先天性疾病

甲状舌管囊肿及瘘管（thyroglossal cyst and fistula）是颈部最常见的先天性疾病，其发生原因为胚胎发育期甲状舌管退化不全。根据内瘘口的有无又将甲状舌管瘘管分为完全性和不完全性，完全性瘘管外瘘口位于颈前正中线或偏向一侧，内瘘口位于舌盲孔。甲状舌管囊肿位于舌骨上方颈正中线，多为圆形，表面光滑，边界清楚，与周围组织无粘连，无压痛，质地软，有囊性感，随吞咽上下活动，有些囊肿上部可摸到一条索样物。甲状舌管瘘管外瘘口常有分泌物溢出。明确诊断后手术切除，将囊肿连同瘘管彻底切除，以免复发，甲状舌管囊肿应与皮样囊肿、颏下淋巴炎及异位甲状腺相鉴别。

鳃裂囊肿及瘘管（branchial cyst and fistula）由胚胎期腮裂发育异常引起，分为 3 型。①第一鳃裂囊肿及瘘管：为第一、二鳃弓未正常融合所致。瘘管的外瘘口多位于胸锁乳突肌上 1/3 段前缘，内瘘口位于外耳道或耳周围，瘘管与面神经关系密切且变异较大。②第二鳃裂囊肿及瘘管：多见由第二鳃弓或第二鳃沟闭合不全引起。瘘管的外瘘口多位于胸锁乳突肌前缘的中、下 1/3 段交界处，内瘘口位于扁桃体窝。囊肿多位于胸锁乳突肌前缘中 1/3 处。③第三鳃裂囊肿及瘘管：外瘘口位于胸锁乳突肌前缘下端，内瘘口位于梨状窝，鳃裂瘘管主要表现为外瘘口持续性或间歇性有分泌物溢出，囊肿者一般无症状，可在无意中发现颈侧有一无痛性肿块，大小不一，圆形或椭圆形，与皮肤无粘连，呈囊性，可活动。囊肿向咽侧壁突出，可引起咽痛、吞咽困难。诊断明确后应彻底切除囊肿及瘘管。

颈部囊状水瘤（cystic hygroma）为胚胎期淋巴组织发育异常所致。出生后多已出现，常见于颈后三角区。囊肿质软，弹性明显，透光试验阳性，穿刺可抽出含胆固醇结晶的草黄色透明不易凝固液体。一般在 2 岁后手术完整切除。

第四节　颈部炎性疾病

颈部急、慢性淋巴结炎多见于儿童，多由淋巴引流区内器官炎症引起，通过淋巴引流途径波及对应的颈淋巴结，病原菌以金黄色葡萄球菌和溶血性链球菌为主。如急性炎症迁延不愈，可演变成为慢性淋巴结炎。表现为颈部淋巴结肿大，压痛，淋巴引流区内的器官有急性炎症表现，全身有畏寒、发热等，白细胞计数中性粒细胞增高，治疗以控制原发感染病灶为主。

颈部淋巴结结核（tuberculous lymphadenitis of the neck）80% 见于儿童及青少年，由结核杆菌通过淋巴或血行途径感染颈部淋巴结所致。主要表现为一侧或双侧颈部出现多个肿大淋巴结，初期肿大淋巴结相互分离，可移动，无压痛；继之肿大淋巴结相互粘连，呈串珠状，与皮肤及周围组织粘连，轻压痛；后期肿大淋巴结可发生干酪样坏死，形成寒性脓肿，脓肿溃破皮肤形成迁延不愈的瘘管。可有乏力、低热、盗汗、消瘦等结核中毒症状。查体有时可发现肺结核或咽、喉结核病灶。结核菌素、PPD（纯化蛋白衍生物）、血沉试验有助于诊断。治疗以抗结核为主，孤立性淋巴结也可手术切除。

颈部蜂窝织炎是颈部疏松结缔组织的急性弥漫性化脓性炎症，多由溶血性链球菌或金黄色葡萄球菌引起，少数致病菌为厌氧菌。病因可为颈部组织损伤后感染或局部化脓性感染扩散所致。表现为颈部病灶局部皮肤明显红、肿、热、痛，并迅速扩大，与周围正常组织无明显边界。颈部浅表的蜂窝织炎，局部有明显的红、肿、热、痛，病变迅速扩大，与周围正常组织无明显分界，病变中央部分常因缺血发生坏死，颈部深在蜂窝织炎，局部红肿多不明显，但全身中毒症状，如寒战、高热明显，严重者可引起喉水肿、压迫气管及食管引起呼吸困难及吞咽困难，炎症向下扩展引起纵隔炎症，治疗以抗感染和支持治疗为主，脓肿形成者应予切开排脓。

第五节　颈部血管性疾病

颈动脉瘤是颈动脉壁损害变薄，在血液压力作用下逐渐膨大扩张所致，由颈动脉硬化所致者，多发生在双侧颈动脉分叉处，由创伤所致者多位于颈内动脉，颈外动脉较少见，颈动脉瘤可分为3类。①真性动脉瘤：瘤壁为动脉壁全层，多由动脉硬化所致，瘤体扩张膨大，多呈梭形，常可发生自行性破裂引起大出血。②假性动脉瘤：瘤壁为动脉内膜或周围纤维组织，多由创伤引起。③夹层动脉瘤：多见于先天性动脉囊性中层坏死，内膜破裂后，血液进入动脉壁中层形成。主要表现为颈部肿块，有明显的搏动和杂音，压迫肿块近心端动脉时搏动和杂音均减弱。瘤体增大压迫颈部重要器官、神经可出现对应表现。DSA、MRA检查对确诊有重要意义。颈动脉瘤瘤体可堵塞血管，血栓脱落可引起脑梗死，影响脑血供，瘤体增大破裂，引起致死性大出血，应尽早手术，根据瘤体大小和位置可采取单纯切除、血管移植重建或介入治疗等。

颈动脉体瘤（carotid body tumor）是发生于颈总动脉分叉处颈动脉体的化学感受器肿瘤，为良性肿瘤，少数可恶变，多生长缓慢，表现为颈动脉三角区无痛性包块，质地较硬，边界清楚，可左右活动，上下活动受限，肿块浅表可扪及血管搏动，有时可听到血管杂音。一般无症状，如瘤体较大者可压迫周围重要组织，如迷走神经、舌下神经、颈交感神经等，可出现对应表现。B超和DSA诊断价值较大，治疗采取颈动脉外膜下肿瘤切除术，较大肿瘤可能需要进行血管移植重建。

颈动静脉瘘根据形成原因分为先天性和后天性，前者多因发育异常所致，后者见于各种创伤所致。根据动-静脉是否直接相通又分为直接瘘和间接瘘。表现为出生后或外伤后颈部出现肿块，有明显杂音及震颤，严重动-

颈静脉瘘可引起心脏和血压明显变化。后天性者可有搏动性耳鸣，常影响睡眠，压迫颈总动脉可使耳鸣减轻或消失。DSA 检查可明确瘘口的部位与大小，治疗以手术切除为主。

　　椎 - 基底动脉供血不足可由颈椎骨质病变，椎动脉粥样硬化，椎动脉解剖异常或锁骨下动脉盗血综合征引起。表现为椎基底动脉供血区域功能异常，如旋转性眩晕、视力改变、枕部头痛、言语含糊不清、记忆力减退、面部及四肢感觉异常等。本病诊断较为困难，需结合心血管功能、神经系统、耳科学等全面检查，并行必要的 X 线、CT、MRI、经颅多普勒超声检查等辅助检查，椎动脉造影可进一步明确诊断，治疗以对因治疗为主。

第六节　颈部创伤

　　根据颈部皮肤有无开放性伤口分为颈部闭合性创伤和开放性创伤，闭合性创伤多由钝力所致，伤后一段时间症状、体征不明显，易被忽视，可导致呼吸困难、失血性休克等严重并发症。开放性创伤由锐器或火器所致，又可分为切伤和穿透伤，根据损伤部位不同可引起气咽、食管、颈动脉及颈神经损伤。

　　气管闭合性外伤一般症状严重，表现为气管损伤疼痛明显，吞咽或头部转动时加重。伴有咳嗽、咯血及不同程度的呼吸困难，查体可发现皮下气肿，如伴有喉挫伤或喉返神经损伤可出现声嘶或失声。应尽快行颈部正侧位 X 线片或 CT 扫描，明确气管损伤情况，胸部透视或 X 线片可了解有无纵隔增宽及空气阴影，食管造影 X 线片可显示损伤部位及大小，必要时可行食管镜检查。治疗原则为积极预防感染，绝对禁食，应用有效抗生素，早期修复创伤。

　　颈动脉创伤性栓塞多发生于颈内动脉，表现为颈动脉三角区形成血肿，血栓形成或血管痉挛引起脑缺血，出现单瘫或偏瘫，但患者神志尚清楚。如血肿增大时可压迫颈交感神经、舌咽神经、迷走神经、舌下神经出现对应表现。DSA 是最可靠的诊断方法。治疗原则包括解除血管痉挛，防止和阻止血栓的形成和扩展，保持脑供血。患者绝对卧床休息，严格限制头颈部活动，可考虑行手术取出血栓。

　　血管损伤常伴有神经损伤，颈部开放性血管损伤多由颈部直接损伤引起，而神经损伤除了直接损伤外，血管损伤所形成血肿可压迫神经。根据损伤程度，血管损伤分为三种类型：损伤性动脉痉挛、血管壁损伤、血管部分或完全断裂。开放性血管、神经创伤表现为出血、休克及相应神经受损症状。颈动脉受伤可引起患侧脑缺血表现，颈内静脉损伤可出现空气栓塞表现，常同时伴有喉、气管、食管等损伤症状。一般在动脉伤后第 2 天可形成假性动脉瘤症状，其特点是搏动明显，可听到收缩期杂音，杂音常沿动脉传播，常伴有病侧头痛及放射性耳痛。DSA、颈部 B 超检查有助于诊断。应及时行颈部伤口探查，治疗原则包括止血、纠正休克、保持呼吸通畅和预防感染。对受损的血管和神经采取相应的修复方法。

开放性气管损伤表现为颈前正中开放性外伤，损伤处有气体逸出，伴有皮下气肿、刺激性咳嗽及呼吸困难。应立即解除呼吸困难，控制出血，修复损伤。

开放性咽、食管损伤表现为吞咽疼痛，吞咽时有唾液、食物及空气自破口处溢出，伴有吐血、呕血等表现。应及时行清创缝合术，并结合抗感染、鼻饲营养等治疗。

第七节　颈部肿块及颈清扫术

颈部良性肿瘤和恶性肿瘤的鉴别和诊断主要依赖于病理组织学检查。治疗以手术切除为主，恶性肿瘤尚需要辅助以放射治疗或化学治疗。

颈部良性肿瘤（schwannoma）起源于神经鞘膜的施万细胞，多发生于迷走神经、颈交感神经及舌咽神经，也可见膈神经、舌下神经、颈丛、臂丛等。表现为颈部孤立性无痛性肿块，生长缓慢，呈圆形或类圆形，边界清楚，活动度好。不同神经起源可有不同神经受损表现，如声嘶、Horner 综合征、伸舌偏斜、膈肌升高等。目前唯一有效的治疗方法是手术切除。神经纤维瘤（neurofibroma）起源于鞘内的神经膜细胞，临床表现和治疗同神经鞘膜瘤。神经纤维瘤病（neurofibrmatosis）是一种与遗传有关的全身性疾病，表现为颈部、躯干、四肢不同部位出现多发性橡皮肿样病变，可伴有多发性咖啡奶斑。目前缺乏有效治疗方法。

颈部血管瘤（hemangioma）以毛细血管瘤、海绵状血管瘤及混合瘤多见。毛细血管瘤表现为颈部点状或片状发红，略高于皮肤，边界清楚，压之不褪色，可向深部侵犯引起咽、喉受累表现。混合瘤具备以上二者特点。根据不同情况可采取冷冻、硬化剂、放射、激光、糖皮质激素或化疗药物治疗，病变局限者可试手术切除。

脂肪瘤（lipoma）表现为一个或多个无痛性肿块，质软，呈分叶状，边界不清。B 超和 MRI 可明确诊断。治疗为手术切除。纤维瘤 (fibroma)边界清楚,质硬,表面光滑,无压痛,活动度好,较大者需手术切除。

颈部转移性恶性肿瘤 80% 来自头颈部原发肿瘤,少数来自胸、腹及盆腔处肿瘤,极少数原发部位不清。转移性恶性肿瘤的发生部位与原发灶淋巴引流途径有关。如鼻咽癌多发生于同侧颈深上淋巴结;扁桃体恶性肿瘤常转移至颌下淋巴结及颈深上淋巴结;下咽癌多转移至颈动脉三角区颈深部淋巴结;喉癌多转移到同侧喉前、颈深脉三角区淋巴结;甲状腺癌常转移至喉、气管前及颈内静脉周围淋巴结;鼻腔鼻窦晚期恶性肿瘤可转移至颌下淋巴结及颈深上淋巴结;颌面部及口腔恶性肿瘤常转移至颏下、颌下淋巴结及颈深上淋巴结;胸膜腔恶性肿瘤转移至锁骨上淋巴结;左半胸腔、腹腔、盆腔恶性肿瘤常转移至左侧锁骨上淋巴结;左半胸腔、腹腔、盆腔恶性肿瘤常转移至左侧锁骨上淋巴结;右半胸腔恶性肿瘤常转移至右侧锁骨上淋巴活动。如原发灶不明时,应结合淋巴引流途径对可疑器官进行系统的体检及应用各种必要的辅助检查手段。如反复无法找到原发灶可行颈部肿块活检,寻找病理学类型线索。治疗方法为治疗原发灶,并根据具体病变性质不同对颈部转移灶进行手术切除、放疗或化疗。

颈部原发性恶性肿瘤以恶性淋巴瘤(malignant lymphoma)多见,好发于青壮年男性,表现为颈浅表淋巴结肿大,多伴有腋窝、腹股沟、纵隔及腹部淋巴结肿大。治疗以放疗和化疗为主。神经源性恶性肿瘤少见,预后较差。

颈淋巴结分为 6 区:Ⅰ区包括颏下及颌下淋巴结;Ⅱ区为舌骨平面以上颈内静脉周围淋巴结;Ⅲ区为舌骨平面与肩胛舌骨肌中间腱之间颈内静脉周围淋巴结;Ⅳ区为肩胛舌骨中间腱与锁骨之间颈内静脉周围淋巴结;Ⅴ区为颈后三角区淋巴结;Ⅵ区为颈前隙淋巴结。

根据颈淋巴结清扫的范围及颈部组织保留情况可将颈清扫术分为:①根治性颈清扫术(radial neck dissection),清扫Ⅰ~Ⅴ颈淋巴结,并切除胸锁乳突肌、颈内静脉和副神经;②改良根治性颈清扫术(modified neck dissection),清扫Ⅰ~Ⅴ颈淋巴结,但保留胸锁乳突肌、颈内静脉、副神经 3 个结构中的一个或多个结构;③选择性(elective)或分区性(selective)颈清扫术,根据原发癌淋巴转移途径对淋巴结结群进行针对性切除,又可分为上颈清扫术(Ⅱ区)、肩胛舌骨肌上颈清扫术(Ⅰ~Ⅲ区)、颈侧区清扫术(Ⅱ~Ⅴ区);④扩大根治性颈清扫术(extended radial neckdissection),超出根治性颈清扫术范围,包括其他区域淋巴结及颈部结构组织(如颈内动脉、舌下神经、迷走神经等)。颈清扫术术后常见的并发症包括出血、伤口感染、乳糜漏、空气栓塞、涎腺漏及气胸等。

参考文献

［1］王直中.耳鼻咽喉头颈外科手术彩色图解［M］.南京：江苏科学技术出版社，2013.

［2］北京协和医院编著.耳鼻咽喉头颈外科诊疗常规［M］.第2版.北京：人民卫生出版社，2012.

［3］崔永华，刘争.耳鼻咽喉头颈外科疾病诊疗指南［M］.第3版.北京：科学出版社，2013.

［4］纪宏志.实用耳鼻咽喉疾病诊疗学［M］.北京：世界图书出版公司，2013.

［5］杨桦，黄德亮.实用耳鼻咽喉·头颈外科临床治疗学［M］.郑州：郑州大学出版社，2012.

［6］田勇泉.耳鼻咽喉头颈外科学［M］.北京：人民卫生出版社，2013.

［7］王增源.五官科护理学［M］.西安：第四军医大学出版社，2010.

［8］（美）斯诺主编.Ballenger耳鼻咽喉头颈外科学［M］.李大庆译.北京：人民卫生出版社，2012.

［9］张秀华.睡眠医学［M］.北京：人民卫生出版社，2010.

［10］黄永望.实用临床嗓音医学［M］.天津：天津科技翻译出版公司，2012.

［11］韩德民.耳鼻咽喉头颈科学［M］.北京：北京大学医学出版社，2013.

［12］孔维佳.耳鼻咽喉头颈外科学［M］.北京：人民卫生出版社，2012.

［13］万京明.现代耳鼻咽喉头颈外科学［M］.天津：天津科技翻译出版公司，2008.

［14］王永华.实用耳鼻咽喉科学［M］.杭州：浙江大学出版社，2012.

［15］农辉图.耳鼻咽喉头颈外科学实用教程［M］.第2版.北京：人民卫生出版社，2011.

［16］高永平.五官科学［M］.北京：人民军医出版社，2010.

［17］汪大林.口腔科学［M］.上海：第二军医大学出版社，2013.

［18］张慧，周旺红.眼耳鼻咽口腔科学［M］.北京：北京大学医学出版社，2012.

［19］王斌全.耳鼻喉口腔科学.北京：人民卫生出版社，2009.

［20］于萍，王荣光.嗓音疾病与嗓音外科学［M］.北京：人民军医出版社，2009.

［21］田理，张燕平.中西医临床耳鼻咽喉科学［M］.北京：中国医药科技出版社，2012.

［22］（美）Kryger，等主编.睡眠医学-理论与实践［M］.张秀华等译.北京：人民卫生出版社，2010.

［23］王玮.《阻塞性睡眠呼吸暂停综合征治疗临床指南》（2013）解读［J］.中国实用内科杂志，2014，34（2）：174-176.

［24］胡建道，张建耀，江涛，等.内镜下微创外科技术在声带疾病的临床应用［J］.中国微创外科杂志，2010，10（8）：697-699.

［25］王正敏.慢性中耳炎功能性根治［J］.中国眼耳鼻喉科杂志，2010，10（3）：137-141.

［26］El Scheich T, Marquard J, Westhoff B, et al. Approach to the management of slipped capital femoral epiphysis and primary hyperparathyroidism［J］. J Pediatr Endocrinol Metab, 2012, 25（5-6）：407-412.

［27］Learned KO, Malloy KM, Loevner LA. Myocutaneous flaps and other vascularized grafts in head and neck reconstruction for cancer treatment［J］. Magn Reson Imaging Clin N Am, 2012, 20：495-513.